U0581337

放射治疗系列丛书

鼻咽癌临床放射治疗决策

主编　秦继勇　郎锦义　易俊林　李文辉

科学出版社

北京

内 容 简 介

在鼻咽癌规范化诊疗基础上，本书以最新临床综合治疗及放射治疗进展为主要论述点，以提高专科医师的临床决策能力为目的。在临床实践中，本书指导医生能根据病情及实际情况，确定最优的临床规范化治疗原则、放射治疗技术和流程、放射治疗计划制订及评估等，着重临床决策的实用性、指导性。

本书内容丰富翔实、系统全面、简明扼要，主要作为肿瘤学、放射肿瘤学住院医师的规范培训；也可作为肿瘤科及放射治疗科医、技师，进修医师及相关学科的教师、研究生、本科生的教材和临床实践参考用书。

图书在版编目（CIP）数据

鼻咽癌临床放射治疗决策 / 秦继勇等主编. —北京：科学出版社，2017.6
（放射治疗系列丛书）
ISBN 978-7-03-052941-1

Ⅰ.①鼻…　Ⅱ.①秦…　Ⅲ.①鼻咽癌–放射疗法　Ⅲ.①R739.63

中国版本图书馆 CIP 数据核字（2017）第 116394 号

责任编辑：张天佐　胡治国 ／ 责任校对：郭瑞芝
责任印制：张欣秀 ／ 封面设计：陈　敬

版权所有，违者必究。未经本社许可，数字图书馆不得使用

科学出版社 出版
北京东黄城根北街 16 号
邮政编码：100717
http://www.sciencep.com

北京建宏印刷有限公司 印刷
科学出版社发行 各地新华书店经销

*

2017 年 6 月第 一 版　开本：787×1092　1/16
2017 年 7 月第 二 次印刷　印张：7 1/4　插页：4
字数：159 000
定价：69.80 元
（如有印装质量问题，我社负责调换）

编者名单

主 编 秦继勇 郎锦义 易俊林 李文辉
编 委 (以姓氏笔画为序)

丁莹莹 云南省肿瘤医院(昆明医科大学第三附属医院)

邓省益 曲靖市第一人民医院

冯 梅 四川省肿瘤医院

刘 颖 云南省肿瘤医院(昆明医科大学第三附属医院)

刘旭红 云南省肿瘤医院(昆明医科大学第三附属医院)

李 懿 成都军区昆明总医院

李文辉 云南省肿瘤医院(昆明医科大学第三附属医院)

李晓江 云南省肿瘤医院(昆明医科大学第三附属医院)

李康明 云南省肿瘤医院(昆明医科大学第三附属医院)

杨润祥 云南省肿瘤医院(昆明医科大学第三附属医院)

沈丽达 云南省肿瘤医院(昆明医科大学第三附属医院)

陈 宏 成都军区昆明总医院

易俊林 中国医学科学院肿瘤医院

郑 虹 云南省第一人民医院

郎锦义 四川省肿瘤医院

胥 莹 昆明医科大学第二附属医院

秦 远 四川省肿瘤医院

秦浩原 北京全域医疗技术有限公司

秦继勇 云南省肿瘤医院(昆明医科大学第三附属医院)

姬卫华 云南省残疾人康复中心

黄晓东 中国医学科学院肿瘤医院

董 坚 云南省肿瘤医院(昆明医科大学第三附属医院)

鞠云鹤 云南省肿瘤医院(昆明医科大学第三附属医院)

前　　言

鼻咽癌在中国是常见恶性肿瘤之一，放射治疗是首选的治疗手段。随着对鼻咽癌广泛深入的基础、临床研究的开展，现代影像诊断的进步以及放射治疗学新理论、新技术、新设备、新方法的不断出现，肿瘤放射治疗进展迅速，放射治疗方法和技术有很大的改变，对鼻咽癌的临床诊治水平产生了质的飞跃。

目前，鼻咽癌综合治疗后的五年生存率，已经从 20 世纪 90 年代以前的 50%～60%，提高到现今的 70%～80%左右。随着逆向调强适形放射治疗（intensity modulated radiation therapy，IMRT)技术的应用以及综合治疗的进展，鼻咽癌的 5 年局部区域控制率已超过 90%，逐渐成为鼻咽癌的标准放疗技术。规范地进行鼻咽癌 IMRT，要求精确解剖定位、剂量分布及更严格的正常组织保护等。

随着放疗技术的迅猛发展和临床试验中不断获得的新数据，针对放疗专科医师及培训医师必须具备规范化的诊治理念和全面的相关知识，更好地开展规范化的肿瘤放射治疗。根据相关的国家临床诊疗指南、诊疗规范、诊疗纲要、临床路径、专家共识和技术管理规范，及查阅国内外大量有关文献的基础上，参照 NCCN 指南，并结合国内外相关推荐指南，及查阅国内外大量有关文献的基础上，针对鼻咽癌规范化的放射治疗及其相关内容编写。

本教材强调肿瘤综合治疗规范化，编委来自国内多家肿瘤医院和放射治疗中心，均是活跃在科研和临床一线，并有着丰富教学经验的医学工作者、教授。在系统总结多年来鼻咽癌放射治疗经验，以鼻咽癌的放射治疗原则、放射治疗技术与方法、放射治疗计划制定及评估、肿瘤残存或复发的处理为核心，融合了 2013 年国际最新的颈部淋巴结分区定义、2016 年美国国立综合癌症网络（NCCN）指南建议及其他国内外指南建议，并对各个指南推荐的鼻咽癌临床靶区（CTV）和相关危及器官（OARs）的勾画、解剖范围定义及剂量限制给予列出、比较。

本教材坚持与专科医师的准入和培训对接，充分考虑到肿瘤学、放射肿瘤学专科的培训特点，强调把基本理论转化为临床实践、基本知识转化为临床思维、基本技能转化为临床能力，提高专业能力，以提高临床能力为主的系统性、规范化为编写原则，能够满足不同地区、不同层次的培训要求。既有临床指导意义，又具有学术研究价值；旨在为从事鼻咽癌放射治疗的专业人士提供临床参考。

本书可作为全国各地肿瘤学、放射肿瘤学住院医师规范化培训的参考教材；也可作为肿瘤科及放射治疗科医、技师，进修医师以及相关学科的教师、研究生、本科生的教材和临床实践参考用书。

　　由于编者的学识、水平和能力所限，在编写过程中难免有所疏漏，文中不当之处在所难免，盼读者诸君能予以谅解，不吝指正，以便再版时能有所改进。

　　衷心地感谢周围同事的帮助和关心；感谢我们的家人，正是他们的理解、支持和鼓励，使我们能全身心地投入工作；最后，感谢北京华光普泰科贸有限公司、科学出版社的鼎力相助，使得本书顺利完成、出版。

秦继勇　郎锦义　易俊林　李文辉

2017 年 1 月

目　　录

第一篇　现代精确放射治疗

第一章　现代远距离放射治疗技术的发展

现代远距离放射治疗技术由"二维技术"（2D）时代，跨入"三维技术"（3D）精确时代。

第一节　"二维技术"（2D）时代

恶性肿瘤具有局部侵蚀、转移的特点，且由于周围不同组织对肿瘤侵袭的限制作用，使得肿瘤的形状很不规则。传统的二维放射治疗计划由人计算、控制，射线束多数只能通过相对固定的方向、角度投照；只能根据肿瘤形状在二维平面上的投影形成的图形，"近似外形"地给予规则或不规则野大面积照射。

目前，二维放射治疗只用在表浅肿瘤（需要用电子线照射），肿瘤急症（肿瘤导致的上腔静脉压迫综合征、脊髓压迫症、颅内高压症），肿瘤导致的疼痛、出血、分泌物增多、压迫症状（骨转移瘤、颅脑转移瘤等）。

第二节　"三维技术"（3D）精确时代

随着人类对肿瘤研究的不断深入、科学技术的进步及计算机的广泛应用，现代放射治疗技术已由传统的简单粗放的"二维技术"（2D）跨入由多种影像引导的精确定位、精确计划、精确治疗的"三维技术"（3D）精确时代（又称三精时代），患者因此获得了微创的根治性或姑息性的疗效高、损伤低的精确放射治疗，并扩大了肿瘤放射治疗的适应证。

精确放射治疗不可或缺的重要保障之一是放射治疗计划系统，它是放疗技术特别是精确放疗技术得以实现的中枢环节。放射治疗计划是在专用计算机系统的帮助下确定射线的照射方式，对不同治疗方法的剂量分布进行精确计算，并根据计算结果选取对肿瘤治疗最为合理的剂量分布方案，并付诸实施。

放射治疗计划设计的剂量分布不合理、剂量不足，则达不到根除治疗的剂量要求，且可损伤肿瘤周围正常组织器官，增加患者的痛苦。放射治疗计划制订的好坏，直接影响临床放射治疗的精度和临床疗效。

（刘旭红　秦继勇　易俊林）

第二章 现代"精确三维放射治疗技术"(3D)的发展

目前，临床上运用的外照射技术有常规放射治疗(2D)、三维适形放射治疗(3D-CRT)、逆向调强适形放射治疗(IMRT)、立体定向放射治疗(SRS)和图像引导调强放射治疗(IGRT)。

常规放射治疗(2D)是指放射治疗医师依据经验或利用简单的定位设备(X线模拟机)及有限的CT影像资料，在患者体表直接标记出照射区域或等中心，人工计算照射剂量，进行放射治疗。2D放射治疗方法简单易行，但位置精度和剂量精度较低，患者不良反应相对较大。

第一节 精确的三维适形放射治疗

三维适形放射治疗(three dimensional conformal radiation therapy，3D-CRT)是采用最新的影像技术对患者定位扫描，同时利用计算机治疗计划系统(treatment planning system，TPS)完成治疗计划的设计与评估，并可实时监控照射的全过程。

通过计算机和TPS软件重建患者的三维信息，医生和物理师在"三维假体"(virtual patient)上完成靶区和正常组织的勾画(勾画外轮廓、靶区、正常组织等体积)，利用射野方向观(beam's eye view，BEV)功能从三维方向(体积)进行照射野设计(避开不应照射的重要结构，计算重要器官与靶区的剂量体积数据)，实现射野形状与肿瘤外轮廓一致、射野内的射线强度均匀或只做简单的改变(如用棋形块或补偿块改变射线束计量分布)和三维的剂量计算，最终利用剂量体积直方图(dose-volume histograms，DVHs)进行计划评估。

三维治疗计划系统提供虚拟模拟工具，由人和计算机共同进行计算、控制，使计划者可以观察三维空间中靶区、危及器官与治疗机的相对关系，进而调整准直器、机架、治疗床及治疗等的中心，使其射束入射方向及治疗野的设置是根据对三维靶区照射进行的。三维治疗计划系统产生的射线束能从多个(任何)方向(非共面)、多个(任何)角度准确照射肿瘤，使每个方向、每个角度，照射肿瘤的每一射线束的形状均与肿瘤(靶区)的形状一致。

计算剂量的算法，考虑到射束向各个方向的发散的同时，修正各个方向的非均匀，最后以三维的方式分析并评估治疗计划，以体积形式而不是只在横截面上观测剂量分布。

第二节 精确的三维调强适形放射治疗

逆向调强适形放射治疗(intensity modulated radiation therapy，IMRT)使用具备逆向优化功能的治疗计划系统、能够实现强度调制的加速器实施系统、网络系统和调强治疗计划验证系统等先进的仪器设备。

IMRT在三维适形放疗技术的基础上，通过计算机的各种优化算法，并根据各靶区临床剂量要求，逆向生成非均匀射束强度，以更好地保护正常器官；同时，增加靶区剂量，在三维空间上实现了剂量分布与靶区的适形度(肿瘤形状)的一致。该技术基本解决了静止、刚性靶区的剂量适形问题，其剂量分布较常规3D-CRT有极大的改善。

调强计划系统基于患者三维图像获取靶区和危及器官的立体信息，通过确定靶区剂量和危及器官限量，由优化算法计算出各个射野所需的强度分布；同时，再将非均匀的强度分布优化分配给射野的每一微小部分(称为子束或子野)，对构成治疗计划的数万个子束的相对强度进行设置，加强了对其射野辐射通量的控制。

加速器射野内的辐射束强度分布，则由辐射束强度调制器来改变，使其按需要生成最优剂量分布。在剂量引导下"有的放矢"地雕刻相对均匀的高剂量分布范围，使射线产生的高剂量曲线形状，在三维方向上与肿瘤(靶区)的立体形状一致，又避免周围正常组织高剂量的累积。

一、实现调强适形放射治疗的方式

1. 二维物理补偿器 通过改变补偿器不同部位的厚度，而调整野内照射强度；影响射线能谱分布。

2. 多叶准直器(multileaf collimalor，MLC)**静态调强** 根据照射野所需强度分布，利用 MLC 形成的多个子野，以子野为单位进行分步照射；在子野转换时，加速器出束需要中断。

3. MLC 动态调强 通过调整 MLC 叶片的运动速度和加速器剂量率，使其互相配合产生不均匀的照射野剂量分布；叶片运动过程中，加速器出束不中断。

4. 容积调强(volumetric modulated arc therapy，VMAT) 加速器机架旋转，同时调整加速器剂量率和 MLC 射野形状，达到调强目的；加速器机架转速、剂量率、MLC 位置等参数均可以调节。

5. 螺旋断层调强放射治疗(TOMO) 按治疗床的不同步进方法，分为 Carol 和 Mackie 方式，前者单层治疗时，治疗床不动；后者治疗时，床与机架同时运动。目前，临床常见的是 Mackie 方式。与 CT 一样，螺旋断层治疗机治疗时机架和床同时运动，射束可从共面的各个方向扇形入射，并且使扇形射束之间连接平滑，提高治疗速度。

6. 电磁扫描调强 在电子回旋加速器的治疗头上，安装两对正交偏转磁铁，通过计算机控制偏转电流的大小，即可调整电子束照射的面积、强度，从而进行电子束调强。

7. 其他调强方式 如独立准直器调强和水银"棋盘"调强。

二、调强适形放射治疗的质量保证

调强适形放射治疗对位置和剂量的精度要求很高，为精确地将所需剂量照射到靶区，必须验证整套治疗系统。

调强放射治疗的质量保证，包括调强放疗治疗系统的常规直线加速器、多叶光栅、机载影像系统、计划系统质量保证、针对具体患者的剂量学验证(点绝对剂量、照射野通量分布、剖面等剂量线分布验证)和实时位置验证质量保证。

第三节 精确的四维图像引导调强适形放射治疗

图像引导调强适形放射治疗(image guided radiation therapy，IGRT)，是在运动管理过程中"实时跟踪肿瘤"充分保证预先设计的精确三维适形放疗计划得到实现的照射方式(技术)。

IGRT 技术将成像设备与直线加速器结合，并加入时间的概念；充分考虑到人体解剖组织、靶区，在放射治疗过程中通过运动、变化等引起放疗剂量分布的变化并影响治疗计划。

一、射线照射和靶区运动

调强放射治疗技术可以产生高度适合靶区形状的剂量分布，达到了剂量绘画或剂量雕刻(dose painting/sculpture)的效果，但在实际分次放射治疗过程中，存在射线照射和靶区运动的相互影响(interplay)，包括以下几个方面：

1. 分次治疗的摆位误差(身体治疗部位的位置和形状均可能发生变化)、不同分次间(interfraction)的体内靶区形状移位和变形，以及同一分次(intrafraction)的靶区运动，这会导致靶区与周围危及器官的位置关系发生变化。

2. 对于摆位误差和分次间的靶区移位（合称误差），可采用在线校位[电子射野影像装置（electronic portal imaging device，EPID）、CT-on-rail 技术或锥形束（cone beam）CT 技术]或自适应放射治疗技术。

3. 对于同一分次中的靶区运动，可采用呼吸控制技术（屏气和呼吸门控技术）、4D 放射治疗技术或实时跟踪技术。

二、自适应放射治疗技术

自适应放射治疗技术根据放射治疗过程中的反馈信息，对放射治疗方案做相应调整的放射治疗技术或模式，即根据个体的摆位误差调整间距，根据患者每个分次实际照射剂量的累积情况，调整后续分次的照射剂量，或者根据疗程中肿瘤对治疗的相应情况，调整靶区和（或）处方剂量。

三、4D 放射治疗技术

4D 放射治疗技术是在影像定位、计划设计和治疗实施阶段，均明确考虑解剖结构随时间变化的放射治疗技术。但前提是，治疗时靶区及周围危及器官的运动完全与影像定位时它们各自的运动相同。

4D 放射治疗技术是由 4D 影像、4D 计划设计和 4D 治疗实施技术三部分组成：①4D 影像：指在一个呼吸或其他运动周期的每个时相采集一套图像，所有时相的图像构成一个时间序列，从而得到图像采集部位在一个呼吸或运动周期的完整运动图像。②4D 计划设计：根据 4D 影像数据，优化确定一套带有时相标签射野参数的计划过程。③4D 治疗实施：采用 4D 影像所用的相同的呼吸或运动监测装置，监测患者呼吸或运动；当呼吸或运动进行到某个呼吸或运动时相时，治疗机即调用该时相的射野参数实施照射。

治疗实施对呼吸时相的变化有响应时间，需要预测软件以减少响应时间引入的误差。目前，4D 计划设计和 4D 治疗实施技术还处于研究阶段，开展 4D 治疗还有待两者的发展成熟。

四、实时跟踪治疗技术

首先，人的呼吸运动或其他运动并不是严格重复的，即使是连续的 2 个周期之间，也会有周期长度、呼吸或运动幅度等的差别。其次，由于治疗时间往往要比影像定位时间长，尤其是采用复杂技术（如 IMRT）或分次剂量高的技术（如立体定向放疗技术），患者难以保持固定不变的姿势，患者身体会发生不自主的运动。

对于这些不能预先确定的运动，只能采用实时测量、实时跟踪（realtime tracking）的技术，即实时跟踪治疗技术。该技术要求实时调整射线束或患者身体，以保证射线束与运动靶区的空间位置相对不变。

目前，最常用的实时测量方法有 X 射线摄影或与其他方法（如体表红外线监测装置、AC 电磁场和超声）结合。Calypso 4D 实时定位系统：利用置于患者体外的 AC 电磁场阵列，诱导植入靶区或靶区附近的转发器，并接收转发器发回的共振信号，确定转发器的位置，从而确定靶区的位置。转发器大小为 1.8mm×8.0mm，通常植入 3 个，系统测量频率 10Hz，测量准确度达亚毫米级。

射线束调整包括配备 MLC 的加速器、电磁场控制的扫描射线束和安装于机器手上的加速器（CyberKnife 可调整整个治疗机，改变射线束的位置和方向，保证照射野始终对准靶区照射）三种方式。

通过治疗床的调整实现身体调整，该方法只适用于缓慢的、间断性的运动，不适用于呼吸引起的连续运动，因此其应用价值有限。

第四节 精确的五维生物影像引导调强适形放射治疗

放射治疗未来将朝着更加精确方向发展，在解剖影像提供高清晰图像的基础上，根据功能影像(MR)、分子影像(PET)提供的肿瘤分子生物学影像资料；考虑患者个体肿瘤内部代谢、缺氧、增殖、凋亡、基因突变及不同亚靶区放射敏感性等生物学特性，经分子影像和分子病理指导，功能性和分子影像结合，把空间(spatial)、时间(time)和生物学因素(biology)等因素综合考虑在内，按照肿瘤内部细胞恶性程度的不同，给予不同的根治性放射治疗剂量。

这种"量体裁衣"地应用精确四维调强适形放疗技术，在"分子剂量引导下雕刻"(给予)不同生物学特性的靶区或亚靶区不同剂量和分割模式的"自适应生物影像引导的个体化放疗"，称为精确的五维生物影像引导调强适形放射治疗(BIGRT)。

（邓省益　秦浩原　秦继勇　易俊林）

第三章 现代不同放射治疗技术的特点

2D 和 3D 适形放射治疗技术，均严格遵照、执行肿瘤放射治疗"临床剂量学四原则"，即①肿瘤剂量要求准确。②肿瘤治疗区域内剂量分布要均匀，剂量变化梯度不超过±5%。③照射野设计应尽量提高治疗区域内剂量，降低照射区正常组织受照范围。④保护肿瘤周围重要器官免受照射，不超过耐受量的范围。

2D 和精确 3D[三维适形、调强放射治疗(IMRT、IGRT)技术]，对靶区的确定和危及器官的保护要求是相同的。在临床应用中，需要根据肿瘤的生物学特性、生长部位、大小和周围正常组织、器官(特别是危及器官)的耐受性等综合考虑来决定；不因放射治疗技术不同而不同，只是简单技术条件下无法实现。

第一节 "二维技术"(2D)是简单粗放技术

医生根据患者体格检查、X 线片、CT 片所获取肿瘤的上下、左右、前后的体表投影，确定照射野的上下、左右、前后界线，并根据肿瘤与重要危及器官的关系，综合考虑照射部位、照射范围大小和照射剂量等，设计出 2~4 个(共面或非共面)照射野，并用适当铅块遮挡正常组织，形成放射治疗计划，经相应照射野画在患者体表或固定体模上。

放疗计划只有二维等剂量曲线覆盖照射范围，无法区分肿瘤与周围正常组织、危及器官的相互关系；且无法实现同一患者多程放疗计划的融合、统计分析，无法比较同一患者不同计划的优劣。

放射治疗的实施，仅靠画在患者体表或固定体模上图形摆位投照；而摆位的准确性、重复性、稳定性等误差，主要依赖于医生、放疗技师的临床经验和简单的技术验证来控制。

传统经验的"二维放疗"：患者整个放射治疗计划执行的质量控制、质量保证，只能靠人来把握、监控。

第二节 "三维技术"(3D)是复杂精确技术

"精确三维技术"(3D)是专业团队经验、先进加速器、影像设备、计算机精确控制的人、机结合时代的技术。

医生可根据 CT、MRI、PET-CT 等提供的单独和(或)融合影像资料准确勾画出肿瘤形状，呈现出三维立体的肿瘤图形，可形成(相对)精确的肿瘤不规则靶区。医生根据肿瘤不规则靶区，决定照射部位、照射范围和治疗参数设定等；而多叶准直器遮挡部位、停留时间、每个野照射剂量和三维等剂量曲线覆盖照射范围等，完全由物理师通过计算机计划系统进行精确计算、设野，可设计出 2~9 个(共面或非共面)照射大野和几十个配套子野，只在患者体表、体内或固定体模上设置 3 个定位标志点。

同时，计算机计划系统精确计算得到的呈三维体积剂量关系的等剂量曲线图，能清晰显示出肿瘤与周围正常组织、危及器官的相互关系；且实现同一患者多程放疗计划的融合和统计分析，对同一患者不同放疗计划的优劣进行比较和评估，从而实现给予某些特定精确照射的可能。

照射时，依靠患者体表、体内或固定体模上设置的 3 个定位标志点摆位，影像跟踪系统和计算机实时精确监控每次投照；而摆位的准确性、重复性、稳定性等误差，也在医生、物理师和放疗技师的临床经验、影像跟踪系统及计算机精确、有效监视下实施，并实时进行相应调整，患者完全可以全程参与。

现代精确的"三维技术"使患者整个放射治疗计划执行的质量控制、质量保证，完全依靠人、机完美结合来把握、监控。

第三节 现代放射治疗技术的优势

美国每年有 60%~70%的恶性肿瘤患者接受放疗，每例肿瘤患者可能在不同病期、不同阶段需要接受放射治疗。

现代调强放射治疗(IMRT、IGRT)采用精确、立体的无形射线束，在剂量引导下，锋利的调形、调强的射线束产生高度的三维立体适形形状、高度的高剂量立体曲线形状，从而消融肿瘤并治愈肿瘤。该无形的射线束持续安全，且该射线束精度高、剂量高、疗效高、损伤低，是一种先进的体外精确三维立体定向消融肿瘤的现代放射治疗技术。在临床研究、实践应用中得到证实：①提高肿瘤照射剂量，达到提高局部控制率和生存率的目的，如前列腺癌、鼻咽癌和头颈部肿瘤的治疗。②降低正常组织照射剂量及不良反应，达到保护重要器官及提高生活质量的目的，如鼻咽癌、头颈部肿瘤、头颈部淋巴瘤、胰腺癌、肝癌、颅内肿瘤等的治疗。③新技术的应用改变了某些肿瘤的分割照射模式，可以提高单次照射剂量，进行大分割照射，缩短了治疗疗程。④扩大了放疗的适应证，某些在临床上不能用常规照射实施治疗的肿瘤，可以通过调强适形放疗来完成，如直肠癌根治术后放疗后局部复发、肝转移瘤、腹盆腔淋巴结转移等的治疗，可提高患者的生存并缓解症状。

随着人们生活水平的不断提高，防癌、治癌知识的科学普及，恶性肿瘤早期诊断、早期治疗的患者比例将进一步提高，接受现代放射治疗恶性肿瘤患者的比例将提高到 70%~80%，精确放射治疗可以根治的、治愈的肿瘤患者比例也将进一步提升。

放射治疗可以单独治愈肿瘤，也可以与手术、化疗等治疗方法有机整合，达到肿瘤根治性(单纯的、保全功能的)、辅助性(术前)、预防性(术中、术后)、姑息性(高姑息、低姑息)放射治疗的目的。此外，从肿瘤临床治疗的角度出发，根治性放射治疗剂量对肿瘤治疗的意义与其可能产生的不良反应相比，利大于弊。

(刘旭红 秦继勇 易俊林 李文辉)

第四章　中国鼻咽癌放射治疗历程

一、医学影像诊断设备、技术的进步，保证了鼻咽癌的解剖位置的准确定位

20 世纪 70 年代末以前，靠 X 线拍照鼻咽部侧位平片、鼻咽腔钡胶浆造影片、颅底颏顶位片。

20 世纪 80 年代以后，通过 CT 横断面扫描图像能分辨骨性结构和软组织结构，比起过去的 X 线片仅能见到矢状面的骨性标志有很大的优越性。

现代 MRI 对鼻咽癌的诊断更可显示其优势，平扫显示鼻咽癌范围，增强可显示海绵窦和颅内侵犯，解剖结构、病变显示清楚。

影像诊断图像的发展，可清晰显示出肿瘤侵犯范围及与周围组织的关系，保证了鼻咽癌解剖位置的准确定位。

图像融合系统将定位 CT 图像和 MRI 图像融合，准确确定大体肿瘤的位置。随着肿瘤生物学行为认识的不断加深，对临床靶区的确定更加合理。

二、放射治疗计划系统的进步，实现了鼻咽癌照射剂量的准确分布

鼻咽癌放射治疗照射野设计是从源皮距照射，到源瘤距；从规则野至非规则野的低熔点铅挡块技术，到计算机控制的多叶光栅技术；从垂直、水平二维野照射，到共面、非共面三维适形旋转照射；照射范围从肿瘤上下、左右、前后的体表投影和二维设计，到现在计算机时代的多模态影像融合技术的三维立体靶区勾画及设计。

目前先进的放射治疗计划系统，能够实现逆向调强计划设计，确保剂量分布达到肿瘤控制要求，同时可很好的保护周围正常组织。

三、先进的放射治疗设备和图像引导系统，确保了放射治疗的准确实施

（一）鼻咽癌放射治疗体位固定设备及技术的发展

鼻咽癌放射治疗体位固定设备从沙包、泡沫枕、尼龙搭带固定，逐渐发展到头部热塑膜固定、头颈肩热塑膜固定、头颈肩热塑膜+真空袋固定和头颈肩热塑膜+发泡胶成型固定。充分保证了患者体位舒适，有效固定和重复性、精确性。

（二）鼻咽癌放射治疗模拟定位设备及技术的发展

鼻咽癌在 20 世纪 70 年代以前，是靠体表定位进行照射野设计；80 年代，靠 X 线模拟机定位进行靶区设计；90 年代，靠 CT 模拟机定位进行靶区设计；2010 年后，由 MRI 模拟机定位及多模态影像技术进行靶区设计。

（三）先进的加速器和图像引导系统，确保了放射治疗的准确实施

对放射治疗计划实施的不确定性、未知性的监测，从慢感光胶片验证、电子射野影像系统（EPID）验证到锥形束 CT（CBCT）验证、螺旋断层放射治疗机（TOMO）的 X 线计算机体层摄影术（MVCT）验证。先进的加速器和图像引导系统，确保了放射治疗的准确实施并实现全程可控。

四、放射治疗设备、技术的发展，明显提高了放射治疗疗效，降低不良反应发生率

20 世纪 60 年代以前，X 线治疗机，5 年生存率 5%～28%；60 年代以后，^{60}Co 治疗机，5 年生存率 45%～50%；80 至 90 年代，直线加速器，5 年生存率 68%～75%；现代放射治疗时代，5 年生存率 79%～83%，局部控制率达 90%。

鼻咽癌的现代放射治疗实现了准确定位、靶向照射，提高了肿瘤照射剂量，减少了遗漏所致未控与复发，有效减少敏感器官照射体积与剂量、减低了放射毒性，提高了生存率，明显改善了患者生活质量。

（秦　远　秦继勇　郎锦义）

第二篇 鼻 咽 癌

第一章 概 述

鼻咽癌(nasopharyngeal carcinoma，NPC)是指原发于鼻咽腔上皮组织的恶性肿瘤。

鼻咽癌是我国常见恶性肿瘤之一，其流行病学具有较大的区域性分布特点，其发病具有地域聚集性、种族易感性和家族高发倾向，呈现人群易感现象，如居住在其他国家的中国南方人后代，仍保持着较高的鼻咽癌发病率，表明鼻咽癌具有遗传易感性。有报道显示，鼻咽癌高发家族外周血淋巴细胞染色体畸变与鼻咽癌遗传易感性有一定关系。我国华南、西南各省为鼻咽癌高发区，其中以广东珠江三角流域最常见；好发于 30～59 岁，男女比为(2～4)：1。近 20 年，鼻咽癌发病率基本维持恒定水平，死亡率已有下降。

目前，鼻咽癌的病因尚未完全清楚，可能与 EB 病毒(epstein-barr virus，EB)感染、遗传因素(遗传背景、免疫遗传标记)、化学致癌因素、环境因素(恶劣的卫生条件、通风不良)、生活方式(吸烟、使用鼻烟等)或进食腌制食物(烹制时产生挥发性硝酸铵，吸到人鼻咽部黏膜上)等有关。

鼻咽位于颅底和软腭之间，连接鼻腔和口咽，被顶后壁、双侧壁、前壁、底壁包绕。鼻咽癌好发于鼻咽咽隐窝，常见侧壁、顶壁。鼻咽接近颅底，周围有重要的神经、血管毗邻，鼻咽癌呈浸润性生长，且我国主要病理类型多为未分化型非角化鳞状细胞癌为主，颈部区域淋巴结转移率高，对放射治疗敏感，放射治疗是首选的治疗手段；但局部晚期鼻咽癌患者远处转移率较高，应采用放射治疗联合化学治疗的综合治疗方法。随着现代影像诊断与放射治疗技术的进步，对肿瘤广泛深入的基础、临床研究的开展，鼻咽癌的临床诊治水平产生了质的飞跃。

鼻咽癌早期症状不典型，初诊时患者病程已多为中晚期。目前，鼻咽癌综合治疗后的 5 年生存率，已经从 20 世纪 90 年代以前的 50%～60%，提高到现今的 70%～80%。随着 IMRT 技术的应用及综合治疗的进展，鼻咽癌的 5 年局部区域控制率已超过 90%，远处转移是治疗失败的主要原因；但对局部晚期鼻咽癌的治疗，仍需寻求新的方法。

(鞠云鹤 冯 梅 黄晓东)

第二章 解剖学、局部侵犯及淋巴引流

第一节 鼻咽的解剖、局部侵犯

鼻咽腔呈不规则的立方形状，位于鼻腔后方、蝶骨体下方、颅底与软腭之间，其垂直径和横径各 3～4cm，前后径 2～3cm，分为顶壁、顶后壁、左右侧壁、前壁和底壁 6 个壁，见图 2-2-1、图 2-2-2。

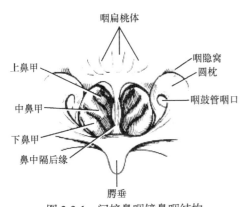

图 2-2-1 间接鼻咽镜鼻咽结构

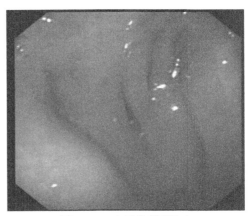

图 2-2-2 电子鼻咽镜检查

一、鼻咽腔的结构

鼻咽腔的结构，见彩图 1。

(一)顶壁与顶后壁

鼻咽的顶壁位于蝶窦底部，由于顶壁与后壁之间没有明显的角度边界，顶后壁主要是由蝶窦底、枕骨基底部和 C_1、C_2 构成，呈圆拱形的穹隆状，即从后鼻孔上缘向后下延伸至软腭水平为止。

(二)左、右侧壁

鼻咽左、右侧壁基本对称，主要由腭帆张肌、腭帆提肌、咽鼓管咽肌和咽鼓管软骨组成。由软组织包绕咽鼓管的隆突样结构，称为耳咽管隆突，该隆突上部为圆枕、前部为前唇、后部为后唇。隆突的中央为耳咽管开口。咽鼓管隆突的后上方为咽隐窝，又称 Rosenmuller 窝。咽隐窝呈圆锥形，深约 1cm，其尖端向上与颅底破裂孔相距约 1cm，该区是鼻咽癌的好发部位，也是鼻咽癌侵入颅内的重要途径之一。

(三)前壁

鼻咽癌的前壁由鼻中隔后缘、下鼻甲后端及左右后鼻孔组成，上端与顶壁相连，两侧与咽鼓管前区相接。

（四）底壁

鼻咽癌的底壁由软腭的背面及其后方的咽峡部构成。

二、鼻咽腔的咽筋膜及咽旁间隙

（一）咽筋膜

鼻咽顶壁及顶后壁黏膜下内侧的咽颅底筋膜，外侧的颊咽筋膜及分隔咽旁组织结构的筋膜。

（二）咽旁间隙

以咽筋膜、茎突和咽旁的肌肉为界，把咽旁间隙划分为鼻咽腔外侧的咽侧间隙和鼻咽腔后方的咽后间隙。

咽侧间隙以茎突为界，又分为茎突前间隙和茎突后间隙（图 2-2-3、图 2-2-4）；鼻咽部有咽颅底筋膜、咽旁间隙，见图 2-2-5。

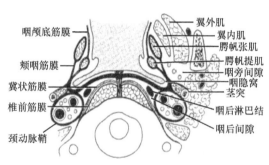

图 2-2-3　咽旁间隙示意图

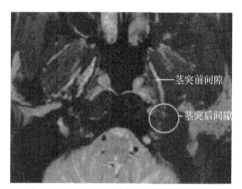

图 2-2-4　MRI 显示的茎突前、后间隙

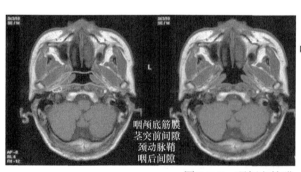

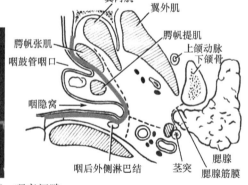

图 2-2-5　咽颅底筋膜、咽旁间隙

1. 茎突前间隙　其上方邻近咽隐窝，下方与扁桃体对应，顶部为颅中窝底部、蝶骨大翼、卵圆孔、棘孔及破裂孔的前外侧。茎突前间隙内有颌内动脉及其分支、下齿槽神经、舌神经和耳颞神经通过。茎突前间隙三叉神经下颌支，自卵圆孔出颅后即在此间隙内穿行。

2. 茎突后间隙　前方与茎突前间隙相接，其内与咽后间隙相通。该间隙自内而外有颈内动脉、第Ⅸ～Ⅻ对脑神经、颈交感神经的颈上节、颈内静脉及颈静脉淋巴链在此穿行。茎突后间隙后外方与腮腺深叶相邻，下方与颈间隙相接。

3. 咽后间隙 位于鼻咽腔后正中，前壁为颊咽筋膜、后壁为椎前筋膜。该间隙以中线为界被纤维隔分为左右两侧，其内有咽后内、外侧两组淋巴结。临床上外侧组更为重要，亦称为 Rouviere 淋巴结，一般位于 C_1～C_3 水平，正常<0.5～0.7cm。

以上各咽旁间隙，见图 2-2-6。

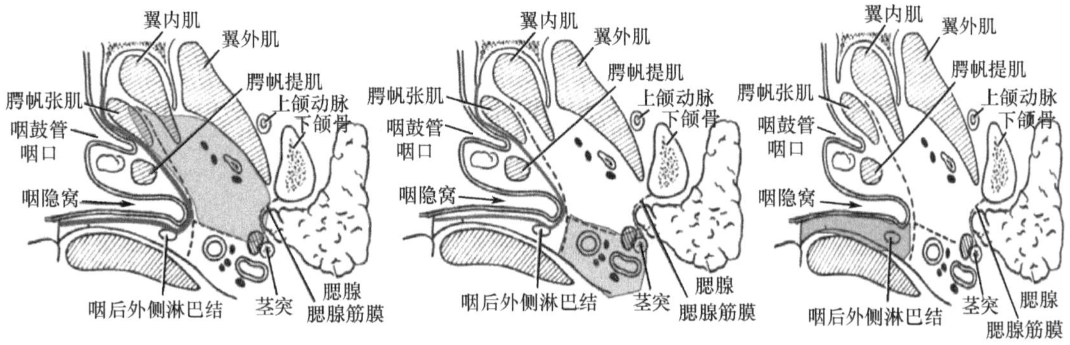

A　　　　B　　　　C

图 2-2-6　咽旁间隙

A. 茎突前间隙；B. 茎突后间隙；C. 咽后间隙

三、鼻咽腔与颅底、海绵窦的关系

（一）颅底

颅底位于鼻咽顶部和顶侧壁，是鼻咽癌最常侵犯的部位。鼻咽与颅底关系密切，其中线结构有蝶骨基底部和斜坡，蝶窦、海绵窦、斜坡、岩尖等在鼻咽顶壁及顶侧壁上方，中线旁结构有破裂孔、蝶骨大翼的卵圆孔和棘孔、岩骨内的岩尖和颈动脉管、颈静脉孔、舌下神经孔等天然孔道相通，见彩图 2。

颅底解剖结构与脑神经关系密切，颅底骨受侵，常伴有第Ⅴ、Ⅸ、Ⅹ、Ⅺ、Ⅻ对脑神经损伤。12 对脑神经出入脑、颅孔道（表 2-2-1），脑神经功能示意图，见彩图 3。

表 2-2-1　12 对脑神经出入脑、颅孔道

<table>
<tr><th>神经名称</th><th colspan="2">出入脑的部位</th><th colspan="2">出入颅腔的部位</th></tr>
<tr><td>Ⅰ　嗅</td><td>端脑</td><td>嗅球</td><td rowspan="2">颅前窝</td><td>筛孔→鼻腔</td></tr>
<tr><td>Ⅱ　视</td><td>间脑</td><td>视交叉</td><td>视神经管→眼眶</td></tr>
<tr><td>Ⅲ　动眼</td><td rowspan="2">中脑</td><td>大脑脚内侧</td><td rowspan="8">颅中窝</td><td rowspan="2">海绵窦前外侧→眶上裂→眼眶</td></tr>
<tr><td>Ⅳ　滑车</td><td>中脑背面下丘下方</td></tr>
<tr><td>V_1　眼</td><td rowspan="3">脑桥</td><td rowspan="3">脑桥与小脑中脚移行处</td><td>海绵窦前外侧→眶上裂</td></tr>
<tr><td>V_2　上颌</td><td>海绵窦外侧→圆孔→翼腭窝→眶下裂→眶下管→眶下孔</td></tr>
<tr><td>V_3　下颌</td><td>海绵窦后外侧→卵圆孔→茎突前间隙</td></tr>
<tr><td>Ⅵ　展</td><td>延桥沟</td><td>内侧部</td><td>海绵窦后外侧→海绵窦前外侧→眶上裂→眼眶</td></tr>
<tr><td>Ⅶ　面</td><td rowspan="2"></td><td rowspan="2">外侧部</td><td>内耳道→茎乳孔</td></tr>
<tr><td>Ⅷ　听</td><td>内耳道→岩骨面神经管</td></tr>
</table>

神经名称		出入脑的部位		出入颅腔的部位
IX	舌咽	橄榄后方上部		颈静脉孔→茎突后间隙
X	迷走	橄榄后方中部	延髓	
XI	副	橄榄后方下部		
XII	舌下	前外侧沟		舌下神经管
交感		颅后窝颈动、静脉出入颅底处周围交感神经丛及颈交感神经干		

(二)海绵窦

海绵窦位于颅内蝶窦两旁,自上而下有颈内动脉、多对脑神经(III~VI)由后向前穿行。翼腭窝与周围结构的关系,见图2-2-7。

当鼻咽癌侵犯海绵窦时,临床上可表现为上述多组脑神经受损。海绵窦解剖结构,见图2-2-8。

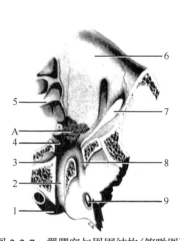

图2-2-7 翼腭窝与周围结构(俯瞰图)

1. 颅内动脉; 2. 翼管; 3. 腭鞘管; 4. 颧腭孔; 5. 筛窦气房; 6. 眼眶底壁; 7. 眶下裂; 8. 圆孔; 9. 卵圆孔 A. 腭骨的眶突形成眶尖

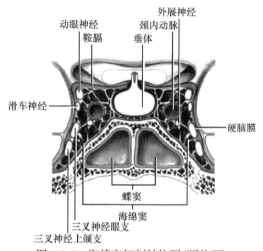

图2-2-8 海绵窦解剖结构图(冠状面)

第二节 鼻咽的淋巴引流

鼻咽腔黏膜下有较致密的淋巴管网,其顶壁和顶后壁的黏膜下淋巴组织也十分丰富,构成咽扁桃体,经咽后壁引流至咽后内、外侧淋巴结,然后再引流至颈部;或咽侧壁直接引流至颈内动、静脉出入颅底处的淋巴结及乳突尖深部淋巴结,然后再引流至颈部的淋巴结。故咽后淋巴结和颈上深淋巴结一般可认为是前哨淋巴结。

骨骼、静脉和淋巴结的冠状位重建图(彩图 4)和骨骼、静脉和淋巴结的矢状位重建图,见彩图5。

鼻咽癌淋巴引流途径主要有颈静脉链和副神经链(图2-2-9),局限于鼻咽一侧的原发癌可出现双侧或对侧颈淋巴结转移。

鼻咽癌淋巴结转移通常沿着淋巴管引流的方向依次转移(图 2-2-10),颈淋巴结转移的常见部位包括以下几个:①颈深上淋巴结、二腹肌下淋巴结、颈深中淋巴结和颈深下淋巴结。②颈后三角区斜方肌前的脊副链上、下淋巴结。③颌下淋巴结、颏下淋巴结和颈前淋巴结。上述 3 组转移途径，最终均可转移至锁骨上淋巴结。临床上也根据患者颈部中段皮肤的横纹线或环甲膜水平，把颈部分为上颈和下颈淋巴引流区。

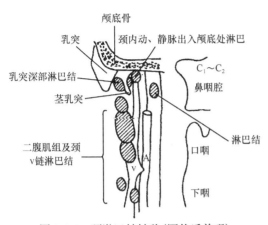

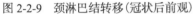

图 2-2-9　颈淋巴结转移（冠状后前观）

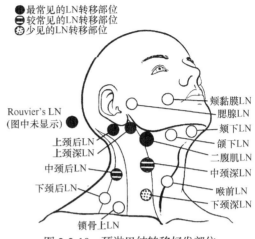

图 2-2-10　颈淋巴结转移好发部位

　　少数淋巴结转移可能不遵循上述规律，而出现跳跃式淋巴结转移，如淋巴结巨大、淋巴结侵犯皮肤、既往颈部有放疗或手术史等情况，分化差的鼻咽癌可有更广泛的转移，如耳前、枕后、腮腺区淋巴结等。

　　晚期鼻咽癌患者，可有远距离淋巴结转移，如腋下、纵隔、腹膜后、腹股沟淋巴结。

　　鼻咽癌血行转移较为常见，最常见部位是骨，其次是肺或肝。

（冯　梅　鞠云鹤　黄晓东）

第三章 生物学特性与病理类型

第一节 生物学特性

一、鼻咽癌的病变、生长形态及侵犯分型

(一)鼻咽癌的病变阶段

正常鼻咽黏膜上皮发展至浸润癌，组织病变可经历以下不同的病变阶段：①单纯性病变：包括单纯性增生和单纯性鳞状化生。②不典型增生和异形鳞状上皮化生。③恶性病变：原位癌和早期浸润癌。

(二)鼻咽癌的生长形态及侵犯分型

1. 根据鼻咽癌肿瘤的临床生长形态，大体分为外生型和黏膜下浸润型，分型常分为以下五种类型：①黏膜下浸润型：肿瘤多在黏膜下浸润生长，向腔内突起，肿瘤表面有正常黏膜覆盖，左右不对称，占12.7%。②菜花型：肿瘤自黏膜向外生长，呈菜花样突起，血管丰富易出血，占17.5%。③结节型：肿瘤呈结节、肿块状或息肉状突起，常围绕咽鼓管、四周浸润，临床多见，占41.1%。④黏膜下型：黏膜颜色正常，黏膜下局限隆起，占15.1%。⑤溃疡型：肿瘤边缘隆起，中央坏死凹陷，黏膜表面粗糙、糜烂，溃疡形成，可逐渐向周围组织扩展，临床少见，占2%。其他形态不详的占11.3%，上述类型也可混合出现。

2. 根据鼻咽癌侵犯范围和发展方向，分为以下五型：①局限性：癌肿局限于鼻咽部。②上行型：癌肿向上侵及颅底骨质和脑神经。③下行型：癌肿向颈淋巴结转移。④上下行型：兼有颅底、脑神经侵犯和颈淋巴结转移。⑤远处转移型：多见于骨、肝、肺等器官远处转移。

二、鼻咽癌的侵犯途径

临床上鼻咽部肿瘤可沿着鼻咽前后、左右、上下方向侵犯生长，产生相应的症状和体征，常见的生长侵犯途径包括以下几个方面：

1. 鼻咽前壁肿瘤 可向以下两个方向侵犯：

①→ 后鼻孔 → 鼻腔；

②→ 翼突、翼腭窝、软腭 → 眶下裂 → 眶尖 → 海绵窦、上颌窦、筛窦。

2. 鼻咽后壁肿瘤 可向以下两个方向侵犯：

①→ 茎突后间隙 → 斜坡、颈椎、枕骨大孔；

②→ 斜坡、岩尖(舌下神经管、颈静脉孔)→ 颈椎 → 颅内。

3. 鼻咽侧壁肿瘤 可向以下两个方向侵犯：

①→ 茎突前间隙 → 蝶骨大翼(卵圆孔)；

②→ 海绵窦→ 茎突前间隙 → 翼内外肌 → 颞下窝。

4. 鼻咽顶壁肿瘤 可向以下两个方向侵犯：

①→ 破裂孔(岩尖、斜坡)→ 蝶窦、海绵窦

②→ 蝶骨基底部 → 蝶窦、海绵窦。

5. 鼻咽下壁肿瘤：

可向：

→ 口咽 → 下咽方向侵犯。

三、鼻咽癌病灶的侵犯规律

有研究报道，通过对 943 例接受鼻咽联合颈部 MRI 扫描的鼻咽癌患者进行研究，发现了鼻咽癌病灶的侵犯规律。根据病灶可能侵犯危险性划分为 3 个等级：高、中、低危(红、黄、蓝)；如果高危结构(+)，则周围中危结构受侵率增加到 55%；如果高危结构(−)，则周围中危结构受侵犯概率小于 10%(表 2-3-1)，鼻咽癌侵犯规律示意图，见彩图 6。

表 2-3-1　943 例鼻咽联合颈部 MRI 扫描的鼻咽癌病例分析(例)　　　单位：%

解剖部位	发生率	解剖部位	发生率
高危区域			
咽旁间隙	638(67.7)	翼突	437(46.3)
腭帆提肌	618(65.5)	蝶骨基底	418(44.3)
茎突前间隙	605(64.2)	岩尖	365(38.7)
腭帆张肌	539(57.2)	椎前肌	363(38.5)
茎突后间隙	477(50.6)	斜坡	361(38.3)
鼻腔	451(47.8)	破裂孔	339(35.9)
中危区域			
卵圆孔	219(23.2)	翼腭窝	162(17.2)
蝶骨大翼	210(22.3)	翼外肌	100(10.6)
翼内肌	188(19.9)	舌下神经管	96(10.2)
口咽	187(19.8)	圆孔	87(9.2)
海绵窦	164(17.4)	筛窦	50(5.3)
蝶窦	163(17.3)	颈静脉孔	48(5.1)
低危区域			
眶下裂	35(3.7)	脑膜	13(1.4)
颈椎	31(3.3)	眶尖	11(1.1)
颞下窝	27(2.9)	眶上裂	6(0.6)
上颌窦	24(2.6)	下咽	5(0.5)
颞叶	17(1.8)	额窦	2(0.2)

2012 年，Francis CH Ho 等对 13 项研究进行了 Meta 分析，将咽后淋巴结(RLN)和Ⅱ区淋巴结作为第一站(高危)，将Ⅲ、Ⅳ和Ⅴ区淋巴结作为第二站(中危)，将锁骨上区(SCF)、Ⅰa、Ⅰb 和Ⅵ区淋巴结及腮腺淋巴结作为第三站(低危)，见图 2-3-1。

鼻咽癌颈部淋巴结转移，按目前已发表的研究，总结颈部各个分区转移率，从高危到低危进行转移的顺序为：咽后、Ⅱ区 → Ⅲ、Ⅳ和Ⅴ区 → SCF、Ⅰb、Ⅵ、Ⅰa区，很少发生跳跃性转移。依据这一侵犯规律，有助于在鼻咽癌制订放射治疗计划时，供临床医师参考，并选择照射的区域和给予相应照射的剂量。

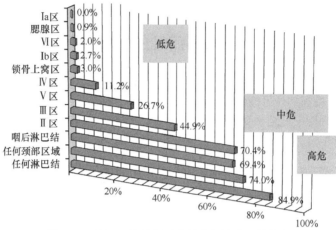

图 2-3-1　Meta 分析所示鼻咽癌阳性淋巴结分布

第二节　病 理 类 型

　　按照世界卫生组织(WHO)2005 鼻咽肿瘤病理及遗传学分类，将鼻咽癌的病理类型分为：Ⅰ型角化性鳞状细胞癌和非角化性癌；根据肿瘤细胞的分化程度又分为：Ⅱ型分化型非角化鳞状细胞癌和Ⅲ型未分化型非角化鳞状细胞癌；基底样鳞状细胞癌；鼻咽部乳头状腺癌，涎腺型癌。鼻咽癌的国内与 WHO 病理组织学分类对照，见表 2-3-2。

　　鼻咽其他癌较少见，组织类型有腺癌、腺样囊性癌(圆柱瘤)、黏液表皮样癌及恶性多形性腺瘤、恶性混合瘤等，其具体形态特点与涎腺同样类型的癌一致。

表 2-3-2　鼻咽癌的国内与 WHO 病理组织学分类对照

1991 年国内分类	1991 年 WHO 分类
高分化鳞状细胞癌	角化性癌
中分化鳞状细胞癌	非角化性癌
低分化鳞状细胞癌	分化型非角化性癌
泡状核细胞癌，梭形细胞癌	未分化型非角化性癌
未分化癌	未分化癌

（冯　梅　鞠云鹤　黄晓东）

第四章 临床表现

鼻咽癌的临床表现与肿瘤侵犯部位和脑神经损害有密切关系，主要由原发肿瘤、转移淋巴结和血型转移等引起的症状和体征。

就诊时，最常见的主诉有回涕性带血、耳鸣、听力下降、鼻塞、头痛、面部麻木、复视和颈部肿块。65%~90%初诊鼻咽癌患者有淋巴结转移，一旦淋巴结区域未控，远处转移概率增加，预后变差。

少数早期患者因微小病灶仅局限在鼻咽腔的顶壁或顶后壁，临床可无任何症状和体征，仅在常规体检或肿瘤 EB 病毒血清学普查时，怀疑鼻咽癌后经鼻咽组织活检确诊为鼻咽癌。部分患者可以无任何症状，仅以颈部肿块就诊而检出鼻咽癌。

第一节 临床症状

一、鼻咽腔原发灶引起的临床症状

1. 回吸性涕血(涕血或鼻出血) 鼻咽癌侵犯鼻腔、鼻咽菜花状结节肿物或肿瘤合并溃疡的患者，当用力回吸鼻腔或鼻咽分泌物时，肿瘤表面毛细血管破裂和肿瘤表面糜烂破溃均可能导致出血，成为外生型病变的较早期表现之一，发生率 73%。回吸性涕血表现为涕中带血或回吸性涕血，尤其以晨起回吸时痰中带血最具有诊断意义；鼻咽部肿瘤体积过大伴有坏死、溃疡时可能出现鼻咽大出血。

2. 耳鸣 常为鼻咽癌的初发症状。当原发灶位于鼻咽侧壁咽隐窝、咽鼓管咽口和隆突时，由于肿瘤的浸润、压迫咽鼓管，使鼓室形成负压而出现耳鸣。此时，常易被误诊为中耳炎。

3. 听力减退 随着鼻咽侧壁肿瘤的增大，患者出现耳鸣的同时伴有耳内闷塞感和不同程度的听力下降，做听力检查时表现为传导性听力障碍。临床上，患者耳鸣、听力减退发生率为 62%。在鼻咽癌高发区，患者表现为耳鸣、听力下降、反复发作的分泌性中耳炎，尤其合并其他鼻咽癌常见症状、体征时，应当高度警惕鼻咽癌的可能性。

4. 鼻塞 当鼻咽肿物位于鼻咽顶前壁或肿瘤直接侵犯后鼻孔和鼻腔时，由于肿物机械性堵塞鼻腔而产生鼻塞。根据肿瘤侵犯鼻腔的部位不同，患者可出现单侧或双侧鼻塞，并随肿瘤增大而呈进行性加重，严重者可致张口呼吸。临床上需要与鼻息肉和鼻腔黏膜水肿鉴别，后者经鼻腔滴麻黄素后鼻塞症状可缓解。

5. 头痛 头痛是鼻咽癌的最常见症状，发生率为 35%。临床上多表现为单侧的持续性钝痛，程度不一，其部位常在颞、顶和枕后部，少数可有颈项部痛。头痛的部位与严重程度，常与鼻咽原发灶侵犯的部位和范围有密切关系。

头痛的原因有以下几种：①合并感染，刺激颅底骨膜而导致头痛，抗感染治疗可缓解；②鼻咽部肿瘤向上侵犯颅底骨质、筋膜、脑神经(三叉神经脑膜支)、鼻窦、颅内结构如海绵窦等致头痛，抗感染治疗不缓解或轻度缓解；③肿瘤向后侵犯枕骨髁、寰枕关节、颈椎时，可致枕后、颈项部、肩部疼痛，并可伴颈强直或颈部活动障碍，严重时可出现脊髓压迫症状；④转移的颈部肿大淋巴结压迫颈内静脉，使静脉回流受阻也可致头痛，鼻咽部肿瘤局部浸润感染，可引起神经血管反射性疼痛。

6. 面部麻木 面部麻木是由于鼻咽肿瘤侵犯或压迫了三叉神经第 V_1、V_2、V_3 支所致的患侧头面部感觉异常，是鼻咽癌前组脑神经受损发生率最高的症状，发生率 8%。临床表现为受累的不同分支所支配的区域，出现局部皮肤的浅感觉异常或麻木；单独的 V_1 或 V_1、V_2、V_3 麻痹，损伤部位应在颅内；单独的 V_2 或 V_3 麻痹，肿瘤侵犯可能在颅内或颅外，而以颅外受侵更多见。

7. 复视及眼部表现 复视指视物时出现的双重影，发生率 11%。可因肿瘤侵至眼眶内或侵及颅底、蝶窦、海绵窦、眶尖及眼外肌支配神经，而引起的第Ⅲ、Ⅳ、Ⅵ对脑神经受累所致复视。肿瘤侵入颅中窝底后往前上发展，侵至眶上裂，引发眶上裂综合征；侵至眶尖视神经管，引发眶尖综合征。眼眶受侵途径有以下几个方面：①鼻咽肿瘤侵及鼻腔、筛窦→筛窦纸样板→眼眶内侧。②鼻咽肿瘤侵及翼突→翼管→翼腭窝→眶尖、眶下裂→眶内。③鼻咽肿瘤自顶壁侵入蝶窦→筛窦→纸样板→眼眶。④肿瘤侵入颅中窝，向前上发展通过眶上裂或眶尖进入眼眶，形成球后占位。

8. 张口困难 张口困难是鼻咽癌晚期症状，发生率 3%，是由鼻咽部肿瘤广泛侵及翼内、外肌及翼腭窝所致。

二、转移淋巴结引起的临床症状

由转移淋巴结引起的临床症状，发生率 76%。

1. 颈部转移淋巴结 颈内动静脉受压或受侵，出现与脉率一致的搏动性头痛或回流障碍的面颈胀痛；颈深上组转移淋巴结压迫或侵犯颈动脉窦而致颈动脉窦过敏综合征，表现为发作性突然晕厥；颈深上组的后上组转移淋巴结压迫或侵犯后 4 对脑神经和颈交感神经节，临床表现为头痛，第Ⅶ、Ⅸ、Ⅹ、Ⅺ支脑神经麻痹及 Horners 征，如有双侧喉返神经麻痹，则可出现重度呼吸困难而窒息。

2. 纵隔转移淋巴结 可有胸闷及通气不畅。

3. 腹膜后转移淋巴结 可有持续性发热，由低热至持续性高热，但白细胞不高，抗炎治疗无效，血行转移。

三、血行转移至实质性脏器引起的临床症状

鼻咽癌可经血行转移至骨、肺、肝、远处淋巴结、皮肤及皮下、骨髓和脑实质。由此引发的临床表现多无症状或局部症状，多脏器转移时常伴有发热、贫血、消瘦和恶病质，发生率 3%。

鼻咽癌常见的转移部位依次为骨转移（70%～80%）、肝转移（30%）和肺转移（18%），也有少部分的区域外淋巴结转移，如腋窝、纵隔、盆腔、腹股沟。

鼻咽癌的骨转移最多见，其中又以扁骨系统最高发，如椎体、肋骨、骶髂骨、胸骨、四肢长骨及颅骨都极常见，多伴有局部疼痛、固定压痛或局部包块，可有病理性骨折或压缩性骨折引起的相关症状。

鼻咽癌的肺及肝转移可有咳嗽、咯血、肝区不适及发热、贫血、体重下降等全身症状及疼痛，伴有呼吸、消化系统症状等。

四、副癌综合征

副癌综合征常见的有皮肌炎，恶性肿瘤可伴发皮肌炎，多出现在卵巢癌、肺癌及消化道肿瘤患者中，在鼻咽癌患者中发生率仅 0.1%。患者表现为皮肤肌肉炎症性改变，包括日光性皮炎、皮肤异色症、手和皮肤褶皱处炎性损害、疼痛和触痛和对称性近端肌肉乏力等。

Bohan 和 Pete 等建议皮肌炎诊断的 5 要素包括：①近端肢体无力。②血清肌酶升高，包括磷酸肌酸激酶、醛缩酶、乳酸脱氢酶等。③肌肉活检显示肌肉组织异常。④心电异常。⑤皮肤肌肉炎性改变，包括日光性皮炎、皮肤异色症、手和皮肤褶皱处炎性损害。当患者符合 3 点或以上且有皮疹，即可诊断为皮肌炎，若符合 2 点且有皮疹，高度怀疑患有皮肌炎。

第二节 体 征

一、鼻 咽 肿 物

鼻咽肿物临床通常可通过间接鼻咽镜或纤维鼻咽镜检查,可见鼻咽腔隆起的肿物。对于黏膜下型的肿瘤,鼻咽腔可能未见到明显的结节,但可见到鼻咽腔的结构不对称。只有极少数,鼻咽腔可能未发现明显肿物。

二、颈 部 肿 块

鼻咽癌发生颈部淋巴结转移超过 70%,部分患者以单纯颈部肿块就诊。Ⅱ、Ⅲ区的颈部淋巴结转移最常见,Ⅰ区少见,跳跃性转移少见。

颈部淋巴结转移可以单侧或双侧、单个或多个同时出现,部分甚至多个融合形成较大的肿块。当转移的颈淋巴结穿破包膜后可以直接浸润颈部肌肉,甚至侵犯皮肤,形成局部边界不清的硬实肿块和皮肤橘皮样改变;极少数晚期患者,甚至出现远处淋巴结转移。

除颈部肿块以外,患者还可出现颈部淋巴结侵犯压迫颈部血管、神经的表现,包括颈内动静脉受压,出现与脉率一致的搏动性头痛或回流障碍的面颈胀痛;颈动脉窦受压致颈动脉窦过敏综合征,表现为患者改变体位时压迫颈动脉窦,出现发作性突然晕厥;颈部交感神经节受压,出现 Homer's 征;双侧喉返神经受压麻痹,患者声嘶、呼吸困难甚至窒息。

三、脑神经受累的表现

鼻咽部周围的邻近部位,是 12 对脑神经出颅后所经过的不同解剖部位。临床上,通常把第Ⅰ~Ⅷ对脑神经称为前组脑神经,第Ⅸ~Ⅻ对脑神经称为后组脑神经。

由于鼻咽癌侵犯部位不同,原发肿瘤可以直接侵犯或压迫相应部位的脑神经,而产生 12 对脑神经中 1 对或 2 对以上受累的临床表现及体征。患者可有面麻、复视、视力下降、失明、伸舌受限、伸舌时舌偏于患侧,语言、咀嚼、吞咽功能受限,软腭上抬受限,声嘶、饮水呛咳、转头耸肩受限等症状。鼻咽癌颅底受侵引起脑神经受累最常累及第Ⅴ对,其次是第Ⅵ对、第Ⅻ和Ⅸ~Ⅺ对。

临床具体判断脑神经损伤需结合患者的主诉及对患者进行全面的脑神经检查的结果,从而判断脑神经麻痹综合征的类型,初步估计鼻咽局部肿瘤侵犯的位置和路径。

(一)12 对脑神经的行程及受累时的临床表现

1. Ⅰ嗅神经 经筛孔入颅进入嗅球传导嗅觉。这对脑神经不易被肿瘤所侵犯,只有当肿瘤在颅内广泛扩展,累及颅前窝筛板区时才有侵犯此神经的可能,出现嗅觉减退或消失,但这一症状很难与鼻塞引起的嗅觉障碍相鉴别。

2. Ⅱ视神经 由枕叶外侧膝状体经视神经管入眼眶。常在视交叉和视神经孔之间受累及,视神经受累可引起视物模糊、视野缩小、视乳头水肿,甚至发生偏盲或全盲。

3. Ⅲ动眼神经 由中脑脚尖窝经海绵窦、眶上裂入眼眶。动眼神经受侵犯后引起眼球的上直肌、下直肌、内直肌、下斜肌和提上睑肌麻痹;眼球处于半固定状态,只能往外侧、外下侧转动,还可出现上睑下垂和复视。

4. Ⅳ滑车神经 由中脑四叠体下方经海绵窦外侧、眶上裂入眼眶。滑车神经受侵犯时可引起眼球上斜肌麻痹，往外下运动障碍，多表现为眼球向内斜视、复视。滑车神经很少单独出现受侵症状，常与动眼神经一起受累。

5. Ⅴ三叉神经 沿脑桥岩骨海绵窦前行。V_1入眶上裂，受累时患侧眼裂以上皮肤黏膜感觉过敏或麻木，角膜反射可因角膜感觉丧失而消失；V_2经圆孔、翼腭窝、眶下裂入眶下孔，受累时患侧面颊部眼裂以下至口角以上皮肤黏膜感觉过敏或麻木，颞肌无力或萎缩；V_3经卵圆孔至茎突前间隙，受累时患侧口角下、颞耳部皮肤黏膜过敏或麻木，舌前 2/3 的感觉消失、咬肌无力或萎缩、张口困难、张口时下颌偏向患侧。

6. Ⅵ展神经 由脑桥经海绵窦后外侧、前外侧、眶上裂入眼眶。展神经受累时出现复视、患侧眼球外展活动受限或不能。

7. Ⅶ面神经 起始于脑桥，自小脑中脚下缘出脑后进入内耳门，穿过内耳道底入面神经管，出茎乳孔向前进入腮腺。面神经受侵时出现典型的核下麻痹性面瘫，表现为额纹消失、不能皱眉、睑闭不合、鼻唇沟变浅、发笑时口角偏向健侧、不能鼓腮、不能吹口哨、说话或咀嚼时唾液或食渣常从患侧口角漏出。

8. Ⅷ听神经 起始于脑桥，由桥延沟经内耳门出茎乳孔。听神经受累时出现患侧耳聋和前庭功能丧失。如果听神经仅部分受侵，可出现眼球震颤、耳鸣或眩晕，同时可伴有植物神经功能障碍的症状，如呕吐等。

9. Ⅸ舌咽神经 由延脑经颈静脉孔至茎突后间隙。舌咽神经受累时出现舌后 1/3 味觉消失、舌根和咽峡区痛觉消失、同侧咽肌无力、软腭下陷和吞咽困难。

10. Ⅹ迷走神经 由延脑经颈静脉孔至茎突后间隙，是一对行程最长、分布最广的混合性神经。迷走神经主干损伤可造成内脏活动障碍，表现为脉速、心悸、恶心、呕吐、呼吸深慢和窒息感等。迷走神经部分受侵时可出现喉咽及喉的感觉障碍和肌肉瘫痪，表现为发音困难、声音嘶哑、声带麻痹、呛咳，以至误吸、吞咽困难、软腭麻痹及悬雍垂偏向患侧等症状。双侧迷走神经损伤时声门闭合可造成窒息。

11. Ⅺ副神经 由延脑经颈静脉孔至茎突后间隙。副神经受侵时引起斜方肌和胸锁乳突肌萎缩，表现同侧肩部下垂，耸肩无力。

12. Ⅻ舌下神经 由延脑经舌下神经孔出颅。舌下神经受累时可引起语言困难，一侧舌下神经完全受累时，同侧舌肌萎缩、伸舌时偏向患侧、缩舌时偏向健侧。

由于舌咽神经、迷走神经和副神经同由颈静脉孔出颅，所以颈静脉孔部的病变常同时累及此3支脑神经，表现为颈静脉孔综合征，临床常称之为后组脑神经损伤，表明病期较晚。

除上述 12 对脑神经外，当鼻咽癌侵犯至茎突后间隙累及舌咽、迷走、舌下及副神经时，还可累及颈交感神经，引起同侧眼球内陷、眼裂变窄、瞳孔缩小及患侧无汗，又称 Horner 综合征。

(二)脑神经麻痹综合征

由于鼻咽癌局部扩展而引起一组脑神经受累的临床体征，称为脑神经麻痹综合征，颅底、颅内和茎突后间隙受侵临床较常见，发生率20%，而产生以下几种综合征。

1. 眶上裂综合征 当肿瘤侵犯眶上裂时，可以产生第Ⅲ、Ⅳ、V_1、Ⅵ对脑神经从部分麻痹发展到完全麻痹的临床表现，如患侧复视、眼球活动障碍或固定伴轻微眼球外突(因全部眼外肌麻痹松弛所致)、上眼睑下垂、瞳孔缩小、对光反射消失(动眼神经交感支麻痹)、眼裂以上面部皮肤麻木感及痛温触觉障碍，多伴有明显头痛。

2. 眶尖综合征 肿瘤侵犯眶尖视神经管，引起第Ⅱ对脑神经损伤，表现为视力下降、复视甚至眼球固定、失明。一旦出现失明则复视消失，表现为患侧眼固定性眼盲和部分或全部眶上裂症候群的表现，即Ⅱ、Ⅲ、Ⅳ、Ⅵ、V_1脑神经麻痹及头痛。部分患者在肿瘤侵犯眶尖时也侵犯眶上裂，此时可同时伴有上述眶上裂综合征的表现，统称为眼眶综合征。

3. 垂体蝶窦综合征 肿瘤侵犯颅底蝶窦区和后组筛窦时，可同时先有第Ⅲ、Ⅳ和Ⅵ对脑神经先受累表现，继而由于视神经和三叉神经受压迫，可致失明和麻痹性角膜炎。

4. 岩蝶综合征 亦称海绵窦综合征或破裂孔综合征，是脑神经麻痹综合征最常见的表现。由于肿瘤沿咽旁筋膜扩展至岩蝶区破裂孔、颞骨岩尖后继续向前外扩展至卵圆孔、圆孔和蝶骨旁的海绵窦，可出现第Ⅱ～Ⅵ对脑神经受累时的表现。临床上首先受累的多为第Ⅵ对外展神经，然后依次为第 V_3、V_2、V_1、Ⅲ、Ⅳ、Ⅱ对脑神经麻痹，而第Ⅱ对视神经受侵通常较迟。凡有岩蝶综合征的患者最终均会出现麻痹性失明。

5. 颈静脉孔综合征 肿瘤从破裂孔、岩尖向后扩展越过岩脊或肿瘤自岩枕裂侵入颅内，均可从茎突后间隙侵犯至后颅凹的颈静脉孔等区域，将会出现Ⅸ、Ⅹ、Ⅺ脑神经麻痹症状，包括软腭活动障碍、咽反射减弱或消失、吞咽困难、声哑，并常伴明显头疼。

6. 舌下神经孔综合征 肿瘤侵犯枕大孔舌下神经孔一带，可损伤舌下神经，则可出现第Ⅻ对脑神经麻痹，出现舌肌麻痹、舌活动障碍，影响说话、咀嚼和吞咽活动。表现为患侧舌肌萎缩，伸舌时舌尖偏向患侧及说话、咀嚼和吞咽功能障碍。值得注意的是，早期舌下神经麻痹并无肌萎缩的表现，而是患侧舌肌松弛、收缩无力、舌表面呈皱褶状、患侧舌面高于健侧舌面、患侧舌体积大于健侧，触诊患侧舌软、肌力差。

7. 腮腺后间隙综合征 肿瘤侵犯茎突后间隙、咽后和腮腺区域，使该区域的第Ⅸ～Ⅻ对脑神经和颈交感神经受累。患者可出现吞咽困难，舌后 1/3 味觉异常，软腭、咽、喉黏膜感觉麻木或过敏引起呛咳，患侧软腭下垂、舌肌萎缩、伸舌偏歪、斜方肌上份和胸锁乳突肌萎缩、耸肩障碍，部分患者同时伴有 Horner 综合征的表现。

四、软 腭 麻 痹

因鼻咽部肿瘤侵犯耳咽管周围，造成腭帆张肌、腭帆提肌功能损害导致软腭上提不能，这是周围肿瘤浸润所致，而非神经侵犯所致。

（李康明 李 懿 陈 宏）

第五章 检 查

第一节 临 床 检 查

一、一 般 项 目

行为状况评价(KPS)、体重、身高、视力、生命体征测定,心、肺、肝、脾、骨骼及神经系统。

二、专 科 检 查

(一)眼部检查

检查双眼是否对称、有无突眼,进行视力及视野检查等。

(二)耳部检查

检查外耳道有无肿物或分泌物,鼓膜有无内陷、充血、穿孔,并进行听力检查。

(三)鼻部检查

检查鼻外形有无异常、有无鼻塞等;前鼻镜检查,观察鼻道是否通畅,黏膜是否正常,鼻道有无肿块、出血、坏死物等,并排除下鼻甲肥大、鼻中隔偏曲引起的鼻塞。

(四)口腔检查

头颈部肿瘤放射治疗会导致口腔干燥和唾液腺功能障碍,从而增加龋齿及相关后遗症(牙槽感染和放射性骨坏死)的风险,也会导致牙齿硬组织矿物质丢失。因此,在放疗前必须对患者进行口腔专科检查及评估,具体如下:

检查患者有无牙及牙周疾病、龋齿、残根、缺齿和扁桃体功能状态等,治疗活动的龋齿和牙周病,消除潜在感染源,评估龋齿和牙周病风险及是否需要进行拔牙,若需要拔牙,应至少于放疗开始前 2 周完成。摄全口齿的 X 线片;若患者有金属牙,可用硅树脂防护来减少射线辐射。

对患者进行放疗所致口齿并发症及其预防策略的相关宣教,包括使用唾液替代物、唾液刺激、使用含氟牙膏和规律的牙齿评估等;嘱患者保持口腔运动,如张口活动、功能锻炼等。

放疗期间,评价口腔念珠菌感染情况,如有必要,采用抗真菌治疗。嘱患者放疗最后一周时来口腔科复诊,再次评价口腔情况并制订加强预防方案。

(五)鼻咽区域淋巴结检查

头颈部约含 200 个淋巴结,主要沿颈内静脉、脊副神经分布。正确掌握各区淋巴结的解剖引流,对诊治头颈部肿瘤至关重要。鼻咽癌颈部淋巴结的影像学分区见表 2-5-1、图 2-5-1, 2013 年推出更新版的头颈部淋巴结分区方法,见表 2-5-2、图 2-5-2。

检查颈部、锁骨上下及双侧腋窝淋巴结时,从上到下或从下到上顺序检查,对耳前、耳后、枕后、全颈进行仔细触摸;若下颈、锁骨上下发现有肿大的淋巴结,应检查双侧腋窝有无肿大淋巴结。

根据颈部影像学分区记录有无肿大淋巴结，其部位、大小（肿瘤最大径×最大径的垂直径×厚度）、质地、活动度、是否侵犯皮肤等，分区中没有提及的另外用文字描述。

1. 鼻咽癌颈部淋巴结的影像学分区

表 2-5-1　颈部淋巴结的影像学分区

分区		推荐边界
Ⅰ区		上界：下颌舌骨肌；下界：舌骨；前界：下颌骨前缘；外侧界：下颌骨内侧缘；后界：颌下腺后缘；内侧界：二腹肌前腹外缘
	ⅠA	颏下淋巴结（前正中线至二腹肌前腹与舌骨下缘之间）
	ⅠB	颌下淋巴结（下颌骨上缘、二腹肌前腹与颌下腺后缘之间）
Ⅱ区		上界：颅底；下界：舌骨下缘；前界：颌下腺后缘；后界：胸乳肌后缘；内侧界：颈部血管鞘内缘；外侧界：胸乳肌内缘
	ⅡA	颈A前区
	ⅡB	颈A后区
Ⅲ区		上界：舌骨下缘；下界：环状软骨下缘；前界：胸骨舌骨肌侧后缘；后界：胸锁乳突肌后缘；内侧界：颈部血管鞘内缘、头长肌；外侧界：胸锁乳突肌内缘
Ⅳ区		上界：环状软骨下缘；下界：锁骨上缘；前界：胸乳肌后外侧缘；后界：椎旁肌前缘
Ⅴ区		上界：颅底；下界：锁骨上缘；前界：胸乳肌后缘；后界：斜方肌前缘
	ⅤA	环状软骨下缘以上区域
	ⅤB	环状软骨下缘至锁骨上缘区域
Ⅵ区		颈前淋巴结（上界：舌骨；下界：胸骨切迹；后界：颈动脉鞘前方）
Ⅶ区		上纵隔淋巴结（至主动脉弓上缘）
咽后LN		上界：颅底；下界：舌骨上缘；前界：腭帆提肌；后界：椎前肌；内界：体中线；外侧界：颈血管鞘内缘

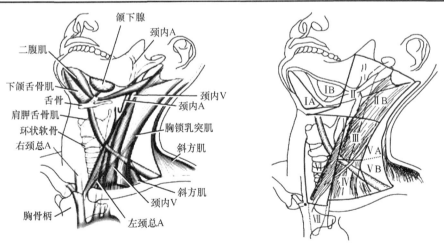

图 2-5-1　鼻咽癌颈部淋巴结的影像学分区

2. 2013 年推出更新版的头颈部淋巴结分区方法

表 2-5-2　2013 年新版的头颈部淋巴结分区方法

TNM 颈部淋巴结图谱 群编号	命名	淋巴结	命名
1	颏下淋巴结	Ⅰa	颏下群

TNM 颈部淋巴结图谱 群编号	命名	*淋巴结	命名
2	下颌下淋巴结	Ⅰb	下颌下群
3	颈部头侧淋巴结	Ⅱ	上颈群
4	中颈淋巴结	Ⅲ	中颈群
5	颈部尾侧淋巴结	Ⅳa	下颈群
		Ⅳb	内侧锁骨上群
6	脊副神经背侧颈部淋巴结	Ⅴ	颈后三角群
		Ⅴa	上颈后三角淋巴结
		Ⅴb	下颈后三角淋巴结
7	锁骨上淋巴结	Ⅴc	外侧锁骨上群
8	喉前和气管旁淋巴结	Ⅵ	前室群
		Ⅵa	颈前淋巴结
		Ⅵb	喉前、气管前&气管旁淋巴结
9	咽后淋巴结	Ⅶ	椎前间隙群
		Ⅶa	咽后淋巴结
		Ⅶb	茎突后淋巴结
10	腮腺淋巴结	Ⅷ	腮腺群
11	颊部淋巴结	Ⅸ	颊面群
12	耳后与枕部淋巴结	Ⅹ	颅后群
		Ⅹa	耳后和耳郭下淋巴结
		Ⅹb	枕部淋巴结

*按 Robbins 修改后的淋巴结水平命名

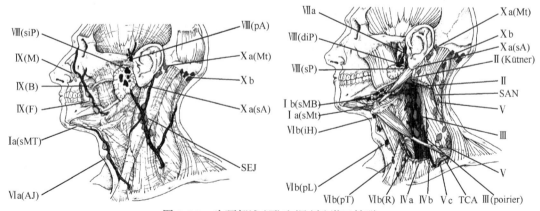

图 2-5-2 头颈部浅(顶)和深(底)淋巴结群

AJ, 颈前; B, 颊部; diP, 深腮腺内; F, facial; iH, 舌骨下; M, malar; Mt, 乳突; pA, 耳前的; pL, 喉前的; pT, 气管前的; R, 喉返或气管旁; sA, 耳廓下; SAN, 脊副神经; SEJ, 颈外浅; siP, 腮腺内浅; sMb, 下颌下; sMt, 颏下; sP, 腮腺下; TCA, 颈横动脉。(按 Robbins 修改后的淋巴结水平来命名)

3. 茎突后间隙和锁骨上窝 见表 2-5-3。

表 2-5-3 茎突后间隙和锁骨上窝定义

部位	解剖学边界					
	上界	下界	前界	后界	外侧界	内侧界
茎突后间隙	颅底(颈静脉孔)	Ⅱ区上界	咽旁间隙	椎体、颅底	腮腺间隙	咽后淋巴结外缘
锁骨上窝	Ⅳ/Ⅴb 区下界	胸锁关节	胸锁乳突肌/皮肤/锁骨	后斜角肌前缘	后斜角肌外缘	甲状腺/气管

4. 2013 年头颈部肿瘤颈部淋巴结分区勾画的共识指南 2013 年丹麦头颈癌症小组 (DAHANCA)、欧洲癌症研究与治疗组织(EORTC)、法国头颈部肿瘤放射治疗团队(GORTEC)、加拿大国立癌症研究所(NCIC)和美国放射治疗协会(RTOG)更新了头颈部肿瘤颈部淋巴结分区勾画的共识指南,详见 RTOG 网站:https://www.rtog.org/ CoreLab/GontouringAtlases/HN Atlases. aspx。具体见表 2-5-4。

表 2-5-4 头颈部肿瘤颈部淋巴结分区勾画的共识指南(2013 年版)

分区	解剖学边界					
	头端	足端	前界	后界	外侧界	内侧界
Ⅰa(颏下组)	下颌舌骨肌	颈阔肌(二腹肌前腹下缘)	颏联合	舌骨体、下颌舌骨肌	二腹肌前腹内缘	中线结构
Ⅰb(下颌下组)	下颌腺上缘,下颌舌骨肌前缘	舌骨下缘和下颌骨下缘或下颌下腺下缘(最下者)、颈阔肌	颏联合	下颌下腺后缘(足端)、二腹肌后腹(头端)	下颌骨内侧面下行至足端、颈阔肌(足端)、翼内肌(后界方向)	二腹肌前腹外缘(足端)、二腹肌后腹(头端)
Ⅱ(颈静脉上组)	第1颈椎侧突下缘	舌骨体下缘	下颌下腺后缘、二腹肌后腹后缘	胸锁乳突肌后缘	胸锁乳突肌深面、颈阔肌、腮腺、二腹肌后腹	颈内动脉内缘、斜角肌
Ⅲ(颈静脉中组)	舌骨体下缘	环状软骨下缘	胸锁乳突肌前缘、甲状舌骨肌后 1/3	胸锁乳突肌后缘	胸锁乳突肌深面	颈总动脉内缘、斜角肌
Ⅳa(颈静脉下组)	环状软骨下缘	胸骨柄上 2cm	胸锁乳突肌前缘(头端)、胸锁乳突肌体(足端)	胸锁乳突肌后缘(头端)、斜角肌(足端)	胸锁乳突肌深面(头端)、胸锁乳突肌外侧缘(足端)	颈总动脉内缘、甲状腺外缘、斜角肌(头端)、胸锁乳突肌内缘(足端)
Ⅳb(锁上内侧组)	Ⅳa 区下界(胸骨柄上 2 cm)	胸骨柄上缘	胸锁乳突肌深面、锁骨深面	斜角肌前缘(头端)、肺尖,头臂静脉,头臂干(右侧)和颈总动脉和锁骨下动脉(左侧)(足端)	斜角肌外侧缘	Ⅵ区外侧界(气管前组分)、颈总动脉内缘
Ⅴc 区(颈后组)	舌骨体上缘	颈横血管下层面	胸锁乳突肌后缘	斜方肌前界	颈阔肌、皮肤	肩胛提肌、斜角肌(足端)
Ⅴc 区(锁上外侧组)	颈横血管下层面(Ⅴ区下界)	胸骨柄上 2cm,Ⅳa 区下界	皮肤	斜方肌前界(头端)、前锯肌前± 1cm(足端)	斜方肌(头端)、锁骨(足端)	斜角肌、胸锁乳突肌外缘,Ⅳa 区外缘
Ⅳa 区(颈静脉前组)	舌骨下缘或下颌下腺下缘,两者最下	胸骨柄上缘	皮肤、颈阔肌	舌骨下缘(带状肌)前方	双侧胸锁乳突肌前缘	中线结构

续表

分区	解剖学边界					
	头端	足端	前界	后界	外侧界	内侧界
Ⅵb(喉前,气管前,气管旁喉返神经淋巴结)	甲状软骨下缘	胸骨柄上缘	舌骨下肌(带状肌)后方	喉前方,甲状腺和气管(喉前和气管前淋巴结)、椎前肌(右侧)、食管(左侧)	双侧颈总动脉	气管食管侧方(足端)
Ⅶa(咽后淋巴结)	第1颈椎上缘、硬腭	舌骨体上缘	上或中咽缩肌后缘	头长肌和颈长肌	颈内动脉内缘	头长肌外缘的平行线
Ⅶb(茎突后淋巴结)	颅底(颈静脉孔)	第1颈椎侧突下缘(Ⅱ区上限)	茎突前咽旁间隙后缘	第1颈椎椎体、颅底	茎突、腮腺深叶	颈内动脉内缘
Ⅷ(腮腺淋巴结)	颧弓,外耳道	下颌角	下颌骨分支后缘和咬肌后缘(外侧)翼内肌(内侧)	胸锁乳突肌前缘(外侧),二腹肌后腹(内侧)	皮下组织的表浅肌肉腱膜系统	茎突和茎肌
Ⅸ(颊面组)	眼眶下缘	下颌骨下缘	皮下组织的表浅肌肉腱膜系统	咬肌前缘和颊脂体	皮下组织的表浅肌肉腱膜系统	颊肌
Ⅹa(耳后淋巴结)	外耳道上缘	乳突尖	乳突前缘(足端)、外耳道后缘(头端)	枕部淋巴结前界-胸锁乳突肌后缘	皮下组织	头夹肌(足端)、颞骨(头端)
Ⅹb(枕部淋巴结)	枕外粗隆	Ⅴ区上界	胸锁乳突肌后缘	斜方肌前(外侧)缘	皮下组织	头夹肌

注:① 人为在颈内静脉后缘画线,将Ⅱ区分为Ⅱa区和Ⅱb区;② 在外科系统中,根据与环状软骨的关系,可将Ⅴ区分为上、下两组淋巴结区域,分别为Ⅴa区和Ⅴb区;③ 对位于口底前、舌尖和下唇的肿瘤,Ⅵb上界为舌骨体下缘。

5. 2013年头颈部肿瘤颈部淋巴结分区勾画的共识指南建议

(1)在淋巴结分区转化为临床靶区体积(CTV)勾画时,可能需要根据淋巴结情况进行一些调整。若淋巴结阴性、伴有单发或多发小淋巴结,但没有侵犯邻近周围结构(如肌肉、唾液腺)时,CTV可包含以上1个或几个淋巴结区域。

(2)伴有大淋巴结紧邻或侵犯周围结构(胸锁乳突肌、椎旁肌或腮腺)者,CTV勾画需考虑淋巴结大体和结外微浸润灶,推荐扩展CTV由淋巴结区域至且仅至这些受累结构。基于专家观点,推荐从可见的淋巴结边缘(淋巴结大体肿瘤靶区,GTV)扩展10~20mm至这些结构内。相比较之前的推荐(包括整个肌肉在相应浸润的区域内),指南在这一点的推荐上做了上述修正。

(3)处方剂量推荐:对于颈部淋巴结阴性患者,包含全颈淋巴结区域的CTV给予50Gy/25次(2Gy/次)的预防剂量,其他等效的剂量水平,包括采用(SIB同步加速调强照射)方式照射时的56Gy/35次(1.6Gy/次),也是可接受的。颈部淋巴结阳性的患者,在对选择的淋巴结区域进行预防性照射后,可进行缩野推量,包括GTV外扩边界生成可给予治疗剂量的CTV。

(六)脑神经

对12对脑神经及颈交感神经所支配的肌肉、器官等进行检查,记录功能损害情况及相关功能评价。三叉神经、展神经、舌咽神经和舌下神经的受累多见。Ⅰ~Ⅻ对脑神经功能与异常,见表2-5-5。

表 2-5-5 Ⅰ～Ⅻ对脑神经功能与异常

脑神经	功能	异常
Ⅰ嗅神经	嗅觉	嗅觉敏感性下降
Ⅱ视神经	视觉	单侧黑矇
Ⅲ动眼神经	眼球运动 眼睑横纹肌的神经支配和近视时晶体的调节	上睑下垂、 调节功能丧失
Ⅳ滑车神经	上斜肌的神经支配	眼球下视和内视受限
Ⅴ三叉神经	V_1、V_2：皮肤、肌肉、面部关节和嘴的皮肤和本体感受器感觉，牙齿的感觉神经分布	眼上部和上颌区域面部疼痛及麻木
	V_3：咀嚼肌的神经分布和面部下颌区的感觉神经分布	面部下颌区域疼痛及麻木
Ⅵ外展神经	眼外直肌的神经支配	复视，外展受限
Ⅶ面神经	面部表情肌的神经支配	鼻唇沟变浅，面部表情不对称
	舌部前 2/3 的味觉	舌部前 2/3 味觉消失
Ⅷ听神经	听觉	听力下降
	平衡、姿势反射、头部空间的定位	眩晕、头晕
Ⅸ舌咽神经	吞咽、颈动脉体的神经支配	吞咽困难
	舌部后 1/3 味蕾的神经支配	舌部后 1/3 味觉消失
Ⅹ迷走神经	咽、喉部横纹肌神经支配，控制发声肌肉	软腭、咽喉部黏膜感觉减退
	咽、喉及胸腹部的内脏感觉	咽反射消失，吸入症状
Ⅺ副神经	斜方肌、胸锁乳突肌运动神经支配	斜方肌、胸锁乳突肌瘫痪
Ⅻ舌下神经	舌内肌肉运动神经支配	舌肌单侧瘫痪及萎缩

三、间接鼻咽镜检查

间接鼻咽镜检查是临床鼻咽癌筛查和诊断简单易行的方法之一，通过对鼻咽腔结构的改变和双侧对称性进行比较，观察鼻咽腔有无肿物，鼻咽黏膜有无增粗、糜烂、溃疡、坏死或出血等异常改变，以及与鼻咽各壁的关系，有无口咽受侵，可钳取组织送病理检查确诊。

检查时要特别注意：①双侧咽隐窝是否对称，有无变浅或消失。②隆突有无变形、增大、移位、不对称或结构不清，或有无黏膜增粗、耳咽管开口变形或消失。③顶后壁、顶侧壁有无黏膜下隆起增厚或鼻咽腔穹隆形状改变、不对称。④双侧后鼻孔缘有无变形、增厚、被掩盖、堵塞或有无结节、肿块。⑤口咽后壁及侧壁有无肿物或黏膜下隆起，软腭有无下塌，软腭背有无肿胀或局限性隆起。

四、鼻咽内镜检查

鼻腔表面经麻醉及鼻腔黏膜血管收缩后，从鼻腔置入鼻咽内镜，可以清楚地观察鼻腔及鼻咽腔内的病变。鼻咽内镜检查尤其适用于咽反射较敏感，而无法使用间接鼻咽镜检查的患者。

纤维鼻咽镜检查的优点：①不受患者张口大小及咽反射的制约，对张口困难或咽反射敏感的患者也能观察到鼻咽并取活检。②可以更清楚地发现黏膜表面的微细病变。③对咽隐窝、咽鼓管开口的微小病灶，容易钳取活检。④对侵犯后鼻孔和鼻腔的肿瘤，检出率高。

（郑 虹 秦继勇 易俊林）

第二节　实验室检查

一、常规检查项目

常规检查项目包括血常规，血型，出、凝血时间，肝肾功能，电解质，肝炎 10 项、感染性疾病筛查(乙肝、丙肝、梅毒、艾滋等)，甲状腺功能，垂体功能，凝血 3 项检查，必要时行乙型肝炎病毒 DNA 检测及结核抗体检测。

二、EB 病毒检查

(一)EB 病毒感染的血清学检查

EB 病毒 DNA(EBV DNA)属于肿瘤源性 DNA。

1. 检查项目　常规用于鼻咽癌筛查和辅助诊断的 EB 病毒血清学检查项目，包括免疫酶法检测 EB 病毒壳蛋白抗原-免疫球蛋白 A(VCA-IgA)、EB 病毒早期抗体(EA-IgA)和 EB 病毒 DNA 酶抗体中和率(EBV-DNaseAb)、酶联免疫吸附法(ELISA)联合检测 EB 病毒抗体 VCA-IgA 和核抗原抗体 IgA(EBNAl-IgA)。

2. 血清 EB 病毒抗体筛查及临床应用　鼻咽癌高发区人群血清流行病学普查，血清 EB 病毒抗体检测的适应证：有鼻咽癌症状者，如回缩性血涕、耳鸣、听力减退、头痛、颈淋巴结肿大、面麻、复视等。

临床凡属于下述情况之一者，可以认为是鼻咽癌的高危患者：ELISA 法抗体滴度 VCA-IgA 滴度≥1∶80；在 VCA-IgA、EA-IgA 滴度均≥1∶5 和 EBV-DNaseAb 中，任何 2 项为阳性；上述指标中，任何一项指标持续高滴度或滴度持续升高者。达到上述标准的鼻咽癌高危患者，都应进行间接鼻咽镜或纤维鼻咽镜检查，必要时做病理活检，筛查间期 6 个月 ～ 1 年。

抗体筛查阳性，但不符合高危标准的人群，VCA-IgA 滴度 1∶5～1∶80，筛查间期 2～3 年。EBV 抗体检测阴性人群，筛查间期 5 年。近来对高危人群(VCA-IgA 滴度为 1∶5)进行鼻咽拭子 EB 病毒 DNA 载量检测[以 5.6×10^3 拷贝/拭子$(0\sim3.8) \times 10^6$ 为界值]，可以减少需要密切随访人群的数量，可为高危人群的筛查项目。

颈淋巴结肿大病理活检，颈部肿块穿刺证实为转移性癌者，帮助寻找原发病灶，可做血清 VCA-IgA、EA-IgA 检测和颈淋巴结细针穿刺细胞涂片的 EBNa 检查。

(二)血浆中 EBV DNA 拷贝数与鼻咽癌的关系

血浆 EBV DNA 拷贝数与鼻咽癌发病率、病期呈正相关；治疗前血浆 EBV DNA 的基线浓度，与肿瘤负荷呈正相关，与疾病预后呈负相关；初治鼻咽癌治疗后，持续存在可测得的 EBV DNA 是预后的不良因素；随访期间，EBV DNA 由 0 转为可测，提示肿瘤复发或转移可能。

血浆 EBV DNA 拷贝数能很好地辅助影像学检查手段，监测不同时期血浆中 EBV DNA 拷贝数在鼻咽癌早期诊断、临床分期、疗效监测、预后判断等方面有重要的临床意义；采用 EBV DNA 拷贝数对患者进行风险分级，有望用于制订分层治疗策略和实现个体化治疗。

三、影像学检查

鼻咽癌的影像学检查包括胸正侧位片，颈部、腹部 B 超(肝、脾、双肾、腹主动脉旁淋巴结检查）；鼻咽、颅底、上颈部 MRI（平扫+增强）扫描；特殊情况下选择 CT 扫描、下颈部 CT 或 MRI；N3 患者做纵隔 CT 扫描，心电图；局部晚期患者，需要全身骨扫描（SPECT）检查；可疑远处转移的患者，建议行其他相关的影像学检查如 PET-CT 等。

鼻咽及颈部病灶可采用 CT 或 MRI 进行评估，因 MRI 对颅内、颅底、咽后淋巴结及椎前肌等部位的病变，较 CT 具有更好的敏感性；因此，推荐 MRI 为鼻咽及颈部病灶的首选检查。MRI 与 CT 检查的比较见表 2-5-6。

表 2-5-6 MRI 与 CT 对鼻咽癌检查的比较

项目	MRI	CT
成像参数	多	单一
成像层面	任意方向	横断
扫描速度	相对长	快
软组织	高	低
钙化	不敏感	敏感
骨伪影	无	有
心脏大血	不用造影剂可显示	要用造影剂
辐射损伤	无	有
禁忌证	金属起搏器等	无

（一）CT 检查

检查的部位应包括颅底、鼻咽和颈部，了解鼻咽癌的侵犯范围和对周围结构的侵犯情况。通过 CT 横断面图像能分辨骨性结构和软组织结构，与既往 X 线片仅能见到矢状面的骨性标志相比有很大的优越性。尤其对咽旁、颅底和颅内侵犯，CT 可更清楚地了解鼻咽癌蔓延周围咽旁、颅底、鼻窦和颅内的侵犯范围；CT 增强扫描，对颈动脉鞘区肿瘤侵犯、海绵窦侵犯和颈淋巴结转移的诊断更有帮助。

（二）MRI 检查

应用 T_1 加权成像（T_1WI）、T_2WI 和钆喷酸葡胺（Gd-DTPA）增强后 T_1WI 序列进行横断、矢状和冠状面的扫描；扫描范围颅顶至锁骨下 2cm，扫描层厚为 5mm。鼻咽腔正常解剖及 MR 表现，见表 2-5-7。

表 2-5-7 鼻咽腔正常解剖及 MRI 表现

部位	信号
肌肉、咽颅底筋膜	低信号
黏膜和增生的淋巴滤泡组织	偏高信号
黏液	明亮的高信号
咽鼓管圆枕的透明软骨	高信号
血管	
流空效应	低信号
GRE 序列和相位成像序列	高信号
Gd-DTPA 增强和 MTC	高信号

续表

部位	信号
致密骨	低信号
松质骨：取决于骨髓成分	
红骨髓为主	中等信号
黄骨髓为主	高信号(枕骨斜坡、颈椎椎体)

注：MTC：磁传递技术；GRE：梯度回波

鼻咽肿瘤的 MRI 信号强度均匀,肿瘤的 T_1WI 信号强度较肌肉低,T_2WI 呈偏高信号,Gd-DTPA 增强后有明显强化。肿瘤侵犯骨髓腔,T_1WI 信号强度明显减低。T_1WI 图像的优势在于可显示解剖结构,用于发现肿瘤对周围脂肪间隙的侵犯及骨髓浸润的情况；T_2WI 软组织分辨率高,有利于发现颈部和咽后的淋巴结转移。

MRI 对诊断鼻咽癌的黏膜下浸润,以及对腭帆提、张肌,咽旁间隙,咽颅底筋膜,颅底骨质和颅内的侵犯程度了解更清楚。不同组织 T_1 和 T_2 信号强度及表现,见表 2-5-8、图 2-5-3。

表 2-5-8 不同组织 T_1 和 T_2 信号强度

不同组织	T_1	信号强度	不同组织	T_2	信号强度
脂肪(皮下、骨髓质)	180	高	水(脑脊液、积液)	2500	最高
脑白质	350	中等偏高	脑灰质	100	中等
脑灰质	520	中等	脑白质	90	中等
肿瘤		中等	脂肪	90	中等偏高
肌肉	600	中等偏低	肿瘤		中等
脑脊液	2000	低	肌肉	40	低
水	2500	低	骨皮质		最低
骨皮质		低	空气		最低
空气		低			

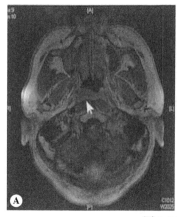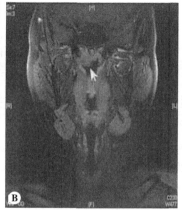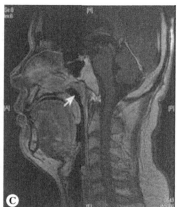

图 2-5-3 鼻咽癌 MRI 检查(T_1WI 增强序列图像)

A. 横断面；B. 矢状面；C. 冠状面

1. MRI 对鼻咽癌的诊断优势 平扫显示鼻咽癌范围,增强显示海绵窦和颅内侵犯,可使解剖结构、病变显示得更清楚。早期病变,尤其对鼻咽黏膜的早期癌诊断,横断面 T_2WI 诊断更优；中晚期病变,MRI 能充分显示病变范围、浸润深度、淋巴结转移,该诊断以横断面为主,辅以冠状、矢状位扫描，对颅底斜坡的早期破坏、咽旁间隙侵犯的边界、咽后淋巴结转移、颈动脉鞘区侵犯、蝶窦与海绵窦等均可清晰显示的侵犯。

可进行疗效评价：MRI 可评价患者放疗后改变、放射性损伤、复发，MRI 扫描假阳性较少；MRI 在鼻窦肿瘤侵犯与炎症、鼻咽癌复发与放射治疗后纤维化的鉴别诊断等方面，与 CT 相比，MRI 都显示出优胜之处。但 MRI 图像存在几何失真、缺乏组织的电子密度、不能计算剂量分布，且成像慢的缺点。

2. 目前,国内外都认可 MRI 作为鼻咽癌的影像诊断手段　我国 2008 鼻咽癌临床分期标准的制订就是以 MRI 作为诊断依据。2008 分期 MRI 扫描规范：扫描序列：轴位：T_1、T_1增强、T_2/PD；矢状：T_1，冠状：STIR、T_1增强。扫描范围：至少有 2 个以上序列覆盖从颞叶中部到胸廓入口。建议：Cor STIR、Axial PD/T_2、Cor T_1+Gd。扫描平面：轴位与 C3 垂直，冠状位与 C3 平行。2542 例鼻咽癌侵犯周围结构磁共振研究，见表 2-5-9。

表 2-5-9　2542 例鼻咽癌侵犯周围结构磁共振研究

部位	阳性率(%)
咽颅底筋膜	81.7
咽旁脂肪间隙	65.25
鼻腔	19.57
口咽	2.58
翼内肌	38.59
翼外肌	14.3
翼突	44.29
斜坡	43.86
岩尖	38.43
破裂孔	38.19
蝶窦底壁	33.95
蝶骨大翼	29.2
枕骨基底部	23.77
眼眶	2.73
鼻窦	16.40
颈动脉鞘	23.69
前组脑神经	25.08
后组脑神经	3.84
前后组脑神经	9.98

3. 鼻咽癌肿瘤的 MRI 表现

(1)腔内病变：鼻咽黏膜局部增厚，T_1WI 信号稍高于周围肌肉组织，T_2WI 信号高于肌肉、低于鼻甲和积液，Gd-DTPA 增强较 T_1WI 明显强化，低于鼻甲。

(2)鼻咽部肿块：鼻咽腔形态不对称、变窄，明显肿块影，肿瘤组织的信号强度较均匀；坏死则信号强度欠均匀。

(3)超腔侵犯：肿瘤穿破咽颅底筋膜，侵犯周围结构。国际抗癌联盟(UICC)1997 年规定，超出咽颅底筋膜病变的判断标准，侧、后壁超腔：MRI 显示咽颅底筋膜(周围肌肉、脂肪间隙、颈动脉鞘)受累，CT 显示鼻咽部肿瘤未超出翼茎线(翼内板内侧与茎突外侧的连线)；前面超腔：肿瘤超过两侧翼内板游离缘连线，侵犯后鼻孔。

1)鼻咽癌肿瘤超腔的 MR 表现：①颈动脉鞘区侵犯 CT 判断标准："丰满"：双侧颈动脉鞘区软组织影不对称，患侧-健侧≥1cm，连续 2 个层面，软组织厚度≤2cm；"肿物占据"：软组织肿块>2cm。②颈动脉鞘区侵犯 MRI 判断标准：颈动脉鞘区有无软组织影。

2)鼻咽癌侵犯骨质破坏、出颅孔道、颅内侵犯、后鼻孔、副鼻窦的 MRI 表现：①鼻咽癌骨质侵犯：在 MRI-T_1、T_2WI 上，早期骨髓浸润：正常骨髓脂肪信号消失，被低信号的肿瘤组织取代，增强有强化，信号强度与肿瘤组织相似，有明显强化，增强压脂仍为高信号；CT 示骨质破坏表现：骨质密度降低，骨皮质边缘模糊，骨质硬化、密度增高，神经孔道增宽、边缘模糊。②脑神经出颅孔道的侵犯：局部增宽、有软组织影，支配肌肉的萎缩。③颅内侵犯：局部脑膜增厚(可能是反应性的)、强化，软组织肿块、强化明显。④后鼻孔和副鼻窦侵犯：注意与局部副鼻窦炎症鉴别。

(4)鼻咽癌淋巴结转移的 MRI 表现：信号与鼻咽癌组织相似，增强后强化。

1)MRI 判断标准：淋巴结转移至颈深、颈动脉内侧，咽后淋巴结为鼻咽部的第一哨位淋巴结，淋巴结转移与原发灶不平衡；淋巴结转移大小：咽后淋巴结≥5mm，颈深上淋巴≥10mm，淋巴链或坏死。

2)淋巴结转移 MRI 诊断标准,被广泛采纳的是由 Brekel 等提出的淋巴结转移影像学诊断标准：①咽后淋巴结，外侧组在最大横断面的最短横径≥5mm，或任何咽后内侧组淋巴结；颈部淋巴结在颈内静脉二腹肌区域，最大横断面的最短横径≥11mm，或其他颈部淋巴结最短横径≥10mm。②任何大小的淋巴结，出现中心坏死或环形强化。③淋巴结簇，3 个或 3 个以上连续、融合淋巴结，每个最大横断面的最短横径为 8～10mm。④任何大小的淋巴结，出现包膜外侵、边缘模糊、不规则的包膜强化或浸润邻近的脂肪组织或肌肉。

(5)鼻咽癌放疗后改变的 MRI 表现：①鼻咽癌复发：肿块信号与鼻咽癌相同。②放疗后纤维化：出现等 T_1、稍长或等 T_2 信号，局部可有萎缩，增强后强化不明显。③放疗后炎症、水肿、坏死：长 T_1、长 T_2 信号。④放射性脑病、脊髓病：出现症状后 1~10 个月：T_1WI 低，T_2WI 高，增强后强化(脑回状，结节状)；出现症状后 22 个月：T_2WI 信号降低，增强减弱、萎缩。⑤放射性骨髓炎：骨坏死。

4. 鼻咽癌 MRI 片的阅读

(1)阅读 T_1WI 和 T_1WI 增强片

1)必须依次读取或报告以下信息：①肿物位于鼻咽腔的情况，如哪一侧壁，是否突入鼻咽腔等。②肿物向左(右)是否侵犯腭帆提肌、腭帆张肌，是否突破咽颅底筋膜，是否侵犯咽旁脂肪间隙、翼内肌、翼外肌、颞下窝、咬肌间隙，是否侵犯内耳、中耳。③肿物向前是否侵犯鼻中隔，是否侵犯翼腭窝、上颌窦，是否超过后鼻孔、侵犯鼻腔。④肿物向后是否侵犯椎前肌、斜坡骨质、枕骨大孔骨质、椎体骨质，是否侵犯舌下神经管。⑤肿物向上是否侵犯蝶骨、岩骨、蝶窦、筛窦、海绵窦，是否侵犯颅底孔道，如圆孔、卵圆孔、破裂孔等，是否侵犯眼眶、脑膜、脑实质。⑥肿物向下是否侵犯软腭、口咽、喉咽。

2)阅读 T_1WI 和 T_1WI 增强片时，应注意比较横断、矢状、冠状 3 个位面的信息，并结合鼻咽癌生长侵犯途径及临床表现进行临床判断。如鼻咽癌通常起源于咽隐窝；沿鼻咽侧壁向前侵犯造成咽鼓管闭塞，引起耳部症状，进一步向前侵犯，造成鼻塞或鼻出血；向上侵犯造成颅底骨质侵蚀，斜坡受侵可引起头痛，蝶骨的圆孔或卵圆孔受侵可造成三叉神经第 V_2 支、第 V_3 支受累，海绵窦受侵常导致展神经受累，眶尖受侵会进一步影响视力，咽颅底筋膜受侵后，向后外侧浸润可导致第Ⅸ~Ⅻ对脑神经受侵，向两侧浸润可侵犯咀嚼肌间隙，造成牙关紧闭症。

(2)阅读 T_2WI 片：读取咽后及颈部淋巴结信息，包括部位、大小、有无液化坏死、有无包膜外侵等。

(三)其他辅助检查

其他辅助检查包括胸片(排除有无肺、纵隔淋巴结转移)，颈部、肝脾、腹部超声检查(排除有无肝、腹腔淋巴结等转移)等，胸腹部 CT 检查(排除有无肺、肝、远处淋巴结及检查区域内骨转移)。淋巴结分期为 N_3 期的患者可行纵隔 CT 检查。视情况，行全身骨扫描(SPECT)检查及 PET-CT 检查。

1. 颈部超声检查 多见于以"颈部淋巴结肿大"起病患者的初始检查，彩色多普勒超声检查颈部淋巴结，可依据淋巴结内有无血流、血流高低及其分布部位，来判定是否为转移淋巴结；有助于检出临床触诊阴性的深在的肿大淋巴结，并可判断颈部肿块是实还是囊性，即转移淋巴结有无液化坏死。

2. SPECT 这项检查灵敏度高、无损伤性，可在骨转移症状出现前 3 个月或 X 线平片检出骨破坏前 3~6 个月内，检出放射性浓集表现。SPECT 在有骨痛或骨叩压痛区，骨转移 X 线有溶骨型、成骨型、混合型征象，放射性核素骨显像阳性符合率一般比 X 平片高 30%左右。

(1)骨转移瘤在骨显像中的特征：①单发点状病灶：在骨骼上有单个点状浓聚灶。②单发片状浓聚灶：可能为早期骨转移的一个征象，应予重视，55%以上骨单发浓聚灶为骨转移，常发生在椎体、肋骨和四肢骨，患者常主诉疼痛。③多发浓聚灶：表现在脊柱、肋骨、四肢骨和骨盆等处，结合晚期肿瘤患者临床表现或其他检查结果不难做出骨转移诊断。④"冷区"骨转移灶：病灶区放射性浓度减低，而 X 线片上有溶骨性骨破坏。

(2)对局部晚期(T_3、T_4)和较广泛淋巴结转移或转移淋巴结较大(N_3)或分化较差的患者，应常规给予 SPECT 检查。

(3)其他患者，如果伴有疼痛和(或)血清碱性磷酸酶增高，应进行该项检查。若骨扫描显示异常，必要时行普通 X 线或 CT/MRI 检查。

当然，放射核素检查也有假阳性的情况，尤其曾遭受骨外伤或骨炎症时，故应以临床查体、X 线片或 CT、MRI 等作为诊断依据。

3. PET 扫描 是用发射正电子的核素药物进行检查，常用的核素如 ^{18}F、^{11}C、^{13}N、^{15}O 等。主要用于病灶组织的葡萄糖代谢、蛋白质代谢和氧代谢的研究。PET 利用恶性肿瘤细胞较正常组织细胞糖代谢异常增加，由 PET 设备探测，无创、动态、定量地从分子代谢水平上显示肿瘤原发灶和转移灶糖代谢的变化，在肿瘤学领域应用最为广泛。

（1）推荐对远处转移高危患者进行 PET-CT 检查，如 T_4 期、N_3 期或 EB 病毒 DNA 载量明显增高的患者。有研究表明，在发现远处转移方面，^{18}F-脱氧葡萄糖（^{18}F-FDG）PET 扫描优于以上传统检查方法。

（2）鼻咽癌患者行 ^{18}F-FDG PET-CT 检查的临床意义：①协助寻找鼻咽局部病灶，明确鼻咽部高代谢病灶的范围。②协助寻找咽后淋巴结转移病灶，但价值有限。③协助寻找颈部淋巴结转移病灶，协助鉴别颈部阳性和阴性淋巴结。④在完成传统影像学检查后，仍无法明确原发病灶，^{18}F-FDG PET-CT 检查可在诊断性全内镜检查前或作为内镜检查的补充检查手段；或用于无法确定的、鼻咽癌患者分期和复发评价；^{18}F-FDG PEF-CT 用于无法确定是否有远处转移的诊断，协助鉴别远处转移病灶；或在应用 PET 检查后，治疗策略可能被明显优化时。⑤用于考虑接受主要挽救性治疗，包括颈淋巴结清扫术等的患者进行再分期时。以上几方面，均可能改变患者疾病分期，从而改变疾病预期和治疗策略。

目前，临床上应用 ^{18}F-FDG PET-CT 最多的是肿瘤的早期诊断和治疗后残留、复发肿块的鉴别。鼻咽癌放疗后残存、复发肿块，利用 ^{18}F-FDG 进行 PET 显像，如病灶摄取 ^{18}F-FDG，表明病灶残留、复发存活的癌细胞，提示为残留、复发；如 ^{18}F-FDG 检查为阴性，则考虑为纤维化。

四、病 理 检 查

（一）鼻咽部原发灶活检

1. 方法 ①间接鼻咽镜活检：可直接看到鼻咽肿物，经口或鼻腔直接钳取肿物活检。②直接鼻咽镜活检：可直接看到肿瘤部位，活检部位准确、可靠，尤其对张口困难及咽反射敏感患者更方便。③鼻咽细针穿刺：有些黏膜下肿瘤患者，可通过此方法获得病理诊断。

2. 有鼻咽出血倾向和高血压的患者，要慎重进行鼻咽活检

（二）颈部淋巴结活检

当鼻咽重复活检，病理阴性或鼻咽镜检未发现原发灶时，才考虑行颈部淋巴结活检。活检时应取单个的、估计能完整切除的淋巴结，尽量不要在一个大的淋巴结上反复穿刺、活检。

不推荐行颈部淋巴结活检或颈部淋巴结切除，因其会降低治愈的可能性，并导致治疗后遗症。

（秦继勇 黄晓东 丁莹莹）

第六章　诊断与鉴别诊断

根据症状、临床检查、辅助检查及组织活检，对可疑患者进行系统详细检查、排除，最终确诊需病理检查确定。患者发现症状，但未及时就医，是延误鼻咽癌诊断的主要原因之一；早预防、早诊断、早治疗是提高鼻咽癌临床疗效的有效方法之一。

第一节　诊　　断

一、临床表现、症状或体征

鼻咽癌主要为鼻咽肿物和肿物侵犯的部位及颈部肿块和脑神经受累产生相应症状和体征。

鼻咽肿瘤生长部位隐蔽，早期可以没有任何特异症状和体征。因此，应注意初诊患者主诉的特征，以及下述任何一种症状或体征：七大症状，包括鼻塞、涕血或鼻出血、耳鸣、听力减退、头痛、复视、面麻，三大体征，包括鼻咽肿物、颈部肿块、脑神经受累时的表现。

医生需综合分析患者主诉，并进行各项临床检查，包括耳鼻咽喉部、口腔颌面部及颈部。为评价病变范围，应尽可能对原发灶和颈部进行仔细的视诊和触诊，了解病变的部位、大小、形状、表面、边缘、质地及周围情况，有无局部组织受侵等。依据相关检查，确定原发灶侵袭范围，有无区域淋巴结转移及远处转移。

二、病理及相关影像学检查

应常规行间接鼻咽镜检查，必要时进行鼻咽肿物病理活检，将有助于提高鼻咽癌的早期诊断率。

目前，根据临床症状、体征、EB 病毒血清学检查、间接或直接鼻咽镜、CT、MRI 等有效的辅助影像检查及病理活检，可对鼻咽癌作出正确诊断。

三、鼻咽癌的完整诊断

应包括肿瘤所在鼻咽腔的部位、病理类型、TNM 分期和总的临床分期。

例如：鼻咽顶后壁非角化未分化型癌，累及某结构（从 $T_1 \sim T_4$，由近及远描述，某脑神经受累），左、右和（或）双颈部某区淋巴结转移，$T_3N_1M_0$，Ⅲ期（2010 UICC 分期）。

复发鼻咽左侧壁非角化未分化型癌，累及某结构及某转移，描述同上，$rT_2N_1M_0$，r Ⅱ期（2010 UICC 分期）。

第二节　鉴别诊断

一、根据鼻咽肿物及颈淋巴结的特点鉴别

临床上需要根据鼻咽肿物及颈淋巴结的特点鉴别，与鼻咽炎症、鼻咽腺样体增生、鼻咽结核、鼻咽坏死性肉芽肿、鼻咽血管纤维瘤、鼻咽脊索瘤、颈淋巴结结核、颈淋巴结炎、恶性淋巴瘤、先天性咽部黏液囊肿、黏膜囊肿、转移癌，以及颅内鞍区肿瘤如垂体瘤、颅咽管瘤侵及鼻咽顶壁等良性和恶性病变相鉴别。

二、鉴 别 疾 病

(一)鼻咽增生性结节

鼻咽增生性结节好发年龄 20～40 岁，病变常发生在鼻咽顶前或侧壁，鼻咽镜下可见孤立的单个或多个结节，直径一般为 0.5～1cm，表面覆盖黏膜组织，呈淡红色，与周围正常黏膜相同。结节可在黏膜或腺样体的基础上发生，或由黏膜上皮鳞状化生或角化上皮游离成表皮样囊肿样的改变，或因黏膜液体分泌旺盛而转变成潴留囊肿。

病理活检常提示鼻咽淋巴组织增生，有时可发生癌变。

(二)鼻咽腺样体

鼻咽腺样体病理学上称为增殖体，好发于中青年，在鼻咽顶前壁中央形成纵行嵴状隆起，2条隆起之间呈沟状，表面黏膜覆盖光滑、色泽与正常黏膜相同。病理表现为间质中淋巴组织增生，常见淋巴滤泡数目增加，体积增大，生发中心活跃，吞噬现象明显，少数可呈弥漫性增生，腺样体增生，并分泌亢进。

临床常会碰到鼻咽癌发生于腺样体条脊之间夹缝中，活组织检查应从腺样体夹缝深部肿瘤肉芽组织咬取。如有回缩性血涕、颈淋巴结肿大者，应进行血清 VCA-IgA 检测。

(三)鼻咽结核

鼻咽结核临床少见，多发生在男性中青年。鼻咽结核以颈部淋巴结肿大为主要临床表现，鼻咽顶壁以结节或增生多见，表面常有坏死，与鼻咽癌难以肉眼区别。

只有病理活组织检查才能确诊，光镜下见类上皮细胞和少数郎汉斯巨细胞，一般不见干酪样坏死，但要注意鼻咽结核和癌同时存在的情况。

(四)鼻咽纤维血管瘤

鼻咽纤维血管瘤来自鼻咽颅底蝶骨和枕骨骨膜或颅底腱膜，病理由纤维组织和血管两种成分构成。肿瘤可向周围器官蔓延，向前侵及鼻腔甚至前鼻孔；向前外经翼腭窝、上颌窦到颞下窝；还可侵入面部，侵犯眼眶、蝶窦、颅底骨和颅内。

鼻咽纤维血管瘤 10～25 岁最多见，多为男性青年；临床表现为反复大量鼻出血，伴鼻塞、听力下降、头痛等。鼻咽肿瘤临床检查为不规则分叶状，呈圆形或椭圆形、红色或淡红色，表面光滑、黏膜覆盖，无完整包膜，可见血管，肿瘤表面一般无坏死或溃疡，质韧，无颈部淋巴结转移。

CT 检查平扫见鼻咽部或鼻腔后部软组织块影，边界不清，用造影剂后病灶明显增强，这与血管丰富有关。与肌肉相比，MRI 检查肿瘤 T_1 加权呈像呈稍高信号，注射造影剂后明显强化。可用 VCA-IgA 检测、动脉造影、鼻咽活检鉴别。鼻咽活检时须慎重，以免大出血，并要做好止血准备。

(五)鼻咽恶性淋巴瘤

鼻咽恶性淋巴瘤是咽淋巴环淋巴瘤的一种，约占咽淋巴瘤的 1/4，咽淋巴环包括鼻咽、软腭、扁桃体及舌根在内的环状淋巴组织。

鼻咽恶性淋巴瘤好发于 20～50 岁，表现为鼻咽部肿瘤巨大、可侵及口咽，或有颈淋巴结转移；鼻咽腔内可见鼻咽顶后壁突出的肿瘤与鼻咽癌肿瘤形态相似，肉眼无法区别。

CT 检查鼻咽腔内有肿瘤，并可侵入咽旁间隙，只有靠病理检查才能做出明确诊断。

(六)鼻咽囊肿

鼻咽囊肿好发于鼻咽顶部,如半粒黄豆隆起,表面光滑、半透明。用活检钳压迫时可有波动感,并有乳白色液体流出。

(七)鼻咽混合瘤

鼻咽混合瘤好发于鼻咽顶后壁和侧壁,表面光滑,可恶变为恶性混合瘤,靠病理检查明确诊断。

(八)鼻咽或颅底脊索瘤

鼻咽或颅底脊索瘤起源于残余脊索组织,具有生长缓慢、转移少的特点。好发于颅底,亦可发生在鼻咽顶部,一般从颅底蝶骨体和枕骨基底部向颅内或颅外生长,侵及鼻咽部。

晚期鼻咽癌与脊索瘤,单凭临床资料和 CT 检查结果鉴别有一定困难,但血清 VCA-IgA 检测和活检病理结果对鉴别有重要作用。

(九)蝶鞍区肿瘤

蝶鞍区肿瘤以垂体瘤和颅咽管瘤最常见,根据肿瘤类型、大小和生长情况,表现为不同的症状,主要为内分泌和神经受压症状。

内分泌功能紊乱和下丘脑功能障碍,表现为性功能减退、闭经泌乳、肢端肥大或巨人症等。70%的患者有头痛;70%~80%因肿瘤压迫视神经交叉,视力下降,视野缺损以双侧偏盲为最常见。肿瘤向侧面生长侵入海绵窦,导致Ⅲ、Ⅳ、V_1及Ⅵ对脑神经麻痹;肿瘤向下生长侵入蝶窦、鼻咽。

头颅 CT 或 MRI 检查鉴别垂体瘤和颅咽管瘤时,CT 图像发现在鞍上池或鞍内有占位病变。有时增强前后在水平面扫描往往没有阳性发现,而做增强扫描后冠状位显示十分清楚。头颅 CT 在鞍区钙化为颅咽管瘤重要证据。CT 和 MRI 可以区别垂体瘤和颅咽管瘤与鼻咽癌,但有少数鼻咽癌被误诊为鞍上区肿瘤。

(十)慢性颈淋巴结慢性炎

慢性颈淋巴结慢性炎由附近器官炎症病变引起颈淋巴结炎症、肿大,这种肿大淋巴结很难消退,表面较光滑、活动,一般不大于 2cm,常有头颈部慢性炎症的病史,长期随访颈淋巴结慢性炎症,不再增大。

病史、淋巴结部位、VCA-IgA 检测、鼻咽腔内检查、淋巴结穿刺有助于鉴别。

(十一)原因不明的颈部淋巴结转移性癌

原因不明的颈部淋巴结转移性癌指颈部淋巴结病理学证实为转移性癌,原发肿瘤经常规检查方法,包括鼻咽镜检查、喉镜检查、CT 检查、X 线检查等,不能找到原发灶肿瘤。颈部淋巴结转移癌,随访结果,其原发灶以鼻咽癌多见。

颈部淋巴结转移性癌,寻找原发肿瘤的方法有以下几种:①根据颈部转移癌的部位,按淋巴引流的一般规律寻找原发灶。②根据原发癌的常见颈部转移部位,来寻找原发灶。③颈部转移癌的病理诊断,有助于寻找原发灶。

(十二)颈淋巴结结核

颈淋巴结结核好发于青年人,常伴有营养不良、淋巴结周围炎症、低热或潮热,夜间盗汗等。表现为局部肿痛,数个淋巴结肿大成串或成块,可发生于副神经链或胸锁乳突肌深部;肿块质地中等，与周围组织粘连；有时肿块有波动呈干酪液化，可针刺吸抽出干酪样脓液。

临床常见到颈淋巴结结核与癌共存，所以有颈淋巴结肿大患者，应检查鼻咽部、VCA-IgA 检测、淋巴结穿刺，除外鼻咽癌、扁桃体癌。

（十三）颈部恶性淋巴瘤

颈部恶性淋巴瘤好发于任何年龄，可发生单侧或双颈部淋巴结肿大，一般应在 2cm 以上；或数个肿大淋巴结，圆形或椭圆形，比较饱满；甚至多个淋巴结融合，质地较软。常伴有腋下、腹股沟或纵隔淋巴结肿大，最后可经颈部肿块穿刺或摘除活检以明确诊断。

（十四）颈部良性肿瘤

颈部良性肿瘤需与颈部神经鞘瘤、囊肿、脂肪瘤、淋巴管瘤鉴别。

（杨润祥　郑　虹　李文辉）

第七章　分　　期

恶性肿瘤 TNM 分期，目的是准确反映自然病程，满足临床医生选择治疗方案及评价预后等要求。

鼻咽部肿瘤的 T 分期由肿瘤解剖部位及浸润深度决定，反映鼻咽癌骨和神经受累情况。在任何疾病诊断与分期时，除了 TNM 分期系统外，还应详细描述病变的位置、大小、形态、表面、活动度和浸润情况，以供进一步参考。目前，鼻咽癌的 TNM 分期仍未有统一的国际标准。

第一节　中国鼻咽癌 2008 年分期

中国是全球鼻咽癌高发地区，我国已于 2008 年 12 月在广州成立了"中国鼻咽癌临床分期工作委员会"，确定以 MRI 为依据制订新的鼻咽癌临床分期标准并已在全国使用。目前，国外使用的是 2009 年 UICC/美国癌症联合委员会（AJCC）分期（第 7 版）的临床分期标准。

一、中国鼻咽癌 2008 TNM 分期、临床分期

（一）中国鼻咽癌 2008 TNM 分期

1. 原发病灶（T）

(1) T_1：局限于鼻咽。

(2) T_2：侵犯鼻腔、口咽、咽旁间隙。

(3) T_3：侵犯颅底、翼内肌。

(4) T_4：侵犯脑神经、鼻窦、翼外肌以外的咀嚼肌间隙、颅内（海绵窦、脑膜等）。

2. 颈淋巴结（N）

(1) N_0：影像学及体检无淋巴结转移证据。

(2) N_{1a}：咽后淋巴结转移。

(3) N_{1b}：单侧Ⅰb、Ⅱ、Ⅲ、Ⅴa区淋巴结转移且直径≤3 cm。

(4) N_2：双侧Ⅰb、Ⅱ、Ⅲ、Ⅴa区淋巴结转移，或直径＞3 cm，或淋巴结包膜外侵犯。

(5) N_3：Ⅳ、Ⅴb区淋巴结转移。

3. 远处转移（M）

(1) M_0：无远处转移。

(2) M_1：有远处转移（包括颈部以下的淋巴结转移）。

（二）中国鼻咽癌 2008 临床分期

1. Ⅰ期　$T_1N_0M_0$。

2. Ⅱ期　$T_1N_{1a\sim1b}M_0$，$T_2N_{0\sim1b}M_0$。

3. Ⅲ期　$T_{1\sim2}N_2M_0$，$T_3N_{0\sim2}M_0$。

4. ⅣA 期　$T_{1\sim3}N_3M_0$，$T_4N_{0\sim3}M_0$。

5. ⅣB 期　任何 T，任何 N，M_1。

二、2008 年分期 MRI 诊断转移淋巴结标准

(一)咽后淋巴结转移的定义

1. 任何可见的咽后淋巴结内侧组。

2. 咽后淋巴结外侧组的最短径≥5mm。

3. 无论淋巴结大小,只要淋巴结内部出现坏死。

(二)2008 年分期 MRI 诊断颈部转移淋巴结标准

1. 横断面图像显示淋巴结最小径≥10 mm。

2. 淋巴结中央坏死或环形强化。

3. 同一高危区域≥3 个淋巴结,其中 1 个最大横断面的最小径≥8mm(高危区定义:N_0 患者,Ⅱ区;$N_{1\sim3}$ 患者,转移淋巴结所在区的下一区)。

4. 淋巴结包膜外侵犯(征象包括淋巴结边缘不规则强化;周围脂肪间隙部分或全部消失;淋巴结相互融合)。

5. 咽后淋巴结:外侧组最大横断面的最小径≥5mm 和任何可见的内侧组。

第二节　2010 年 UICC/AJCC 鼻咽癌第 7 版分期

一、2010 年 UICC/AJCC 鼻咽癌第 7 版 TNM 分期、临床分期

2010 年 1 月,UICC/AJCC 鼻咽癌第 7 版的临床分期开始使用。

(一)2010 年 **UICC/AJCC** 鼻咽癌第 7 版 TNM 分期

1. 原发病灶(T)

(1)T_1:肿瘤局限于鼻咽腔,或侵犯口咽和(或)鼻腔,但无咽旁侵犯。

(2)T_2:肿瘤侵犯咽旁间隙。

(3)T_3:侵犯颅底和(或)鼻窦等骨性结构。

(4)T_4:肿瘤侵犯颅内、脑神经、颞下窝、下咽、眼眶或咬肌间隙。

注:咽旁间隙受侵指肿瘤范围超过鼻咽后外侧壁的咽颅底筋膜。

2. 区域淋巴结(N)

(1)N_0:区域淋巴结未见转移。

(2)N_1:锁骨上窝以上、颈部单侧淋巴结直径≤6cm,和(或)单侧或双侧咽后淋巴结直径≤6cm。

(3)N_2:锁骨上窝以上、颈部双侧淋巴结直径≤6cm。

(4)N_3:颈部转移淋巴结>6cm,和(或)锁骨上窝淋巴结转移,包括,①N_{3a}:颈部转移淋巴结>6cm;②N_{3b}:锁骨上窝淋巴结转移。

3. 远处转移(M)

(1)M_0:远处无转移。

(2)M_1:远处有转移。

(二)2010 年 UICC/AJCC 鼻咽癌第七版临床分期

1. Ⅰ期　$T_1N_0M_0$

2. **Ⅱ期** $T_2N_{0\sim1}M_0$

3. **Ⅲ期** $T_{1\sim2}N_2M_0$，$T_3N_{0\sim2}M_0$

4. **ⅣA期** $T_4N_{0\sim2}M_0$

5. **ⅣB期** 任何T，N_3，M_0

6. **ⅣC期** 任何T，任何N，M_1

二、鼻咽癌2008年中国分期和2010年UICC/AJCC分期对比

有研究表明，2010 UICC/AJCC第7版鼻咽癌分期系统，相较于2008年中国鼻咽癌分期具有更好的分期分布。UICC/AJCC分期的T分期，具有更好的预后价值，而2008年中国分期的N分期，则更具有优势。这可能与两者的淋巴结测量方法不同有关，2008年中国分期中N分期是基于MRI影像学上淋巴结的情况，而UICC/AJCC分期仍采用临床触诊。鼻咽癌2008年中国分期和2010年UICC/AJCC分期对比，见表2-7-1。

表2-7-1 鼻咽癌2008年中国分期和2010年UICC/AJCC分期对比

分期	2008年中国分期	2010年 UICC/AJCC 分期
T_1	局限于鼻咽腔	局限于鼻咽，或侵犯口咽和(或)鼻腔，但无咽旁受侵
T_2	侵犯鼻腔、口咽、咽旁间隙	咽旁间隙受侵
T_3	侵犯颅底、翼内肌	侵犯颅底和(或)鼻窦等骨性结构
T_4	侵犯脑神经、鼻窦、翼外肌及以外的咀嚼肌间隙、颅内(海绵窦、脑膜等)	侵犯颅内、脑神经、下咽、颞下窝、眼眶、咬肌间隙
N_0	影像学及体检无淋巴结转移证据	无区域性淋巴结转移
N_1 N_{1a}	咽后淋巴结转移	锁骨上窝以上部位的、颈部单侧 淋巴结转移，最大直径≤6cm，和(或)
N_{1b}	单侧Ⅰb、Ⅱ、Ⅲ、Ⅴa区淋巴结转移且直径≤3cm	单侧或双侧咽后淋巴结转移，且最大直径≤6cm
N_2	双侧Ⅰb、Ⅱ、Ⅲ、Ⅴa区淋巴结转移，或直径>3cm，或淋巴结包膜外侵犯	锁骨上窝以上部位的、颈部双侧淋巴结转移，最大直径≤6cm
N_3 N_{3a}	Ⅳ、Ⅴb区淋巴结转移	颈部转移淋巴结的最大直径>6cm
N_{3b}		锁骨上窝淋巴结转移
M_0	无远处转移	无远处转移
M_1	有远处转移	有远处转移
Ⅰ期	$T_1N_0M_0$	$T_1N_0M_0$
Ⅱ期	$T_1N_{1a\sim1b}M_0$，$T_2N_{0\sim1b}M_0$	$T_2N_{0\sim1}M_0$
Ⅲ期	$T_{1\sim2}N_2M_0$，$T_3N_{0\sim2}M_0$	$T_{1\sim2}N_2M_0$，$T_3N_{0\sim2}M_0$
ⅣA期	$T_{1\sim3}N_3M_0$，$T_4N_{0\sim3}M_0$	$T_4N_{0\sim2}M_0$
ⅣB期	任何T、N和M_1	任何T，N_3，M_0
ⅣC期		任何T，任何N，M_1

（李 懿 冯 梅 郎锦义）

第八章 治 疗

临床可以根据鼻咽癌初治或复发的不同 TNM 分期，选用不同的综合治疗方法。早期患者可采用单纯放疗，局部晚期患者采用放化综合治疗；以调强放射治疗为基础的，同步放化疗是局部晚期鼻咽癌的主要治疗手段。

鼻咽癌的化疗方式，包括诱导化疗、同期放化疗、辅助化疗等，分别适用于不同临床分期的患者。

分子靶向治疗在鼻咽癌治疗中，逐渐获得循证医学证据。

鼻咽癌在选择治疗方式时，需要考虑以下因素：①细胞类型和分化程度。②原发病变侵及的部位和程度。③转移淋巴结状况。④有无远处转移。⑤肿瘤的大体情况(如外生表浅或内生浸润)。⑥保存语言和吞咽功能的可能性。⑦身体状况、社会经济状况及患者的职业。⑧外科医生和放疗科医生的经验及技巧。⑨患者的合作及愿望。

同时，必须及时、系统、全面地进行多学科会诊(肿瘤营养师、功能训练及康复师、肿瘤社会工作者)进行对症支持治疗，减毒增效，包括早期营养干预、对症、有效止痛并进行社会心理干预支持治疗(压力、恐惧、失望、情绪低落、焦虑、烦躁、失眠等引起一系列不良行为，需要接受教育、个人或团队咨询、药物治疗)，改善神经衰弱及睡眠、调整内分泌紊乱、纠正贫血等，减少不必要的体质量降低。

第一节 综合治疗原则

鼻咽癌综合治疗原则是以放射治疗为主，辅以化学治疗、手术治疗，最大可能、有效地提高鼻咽原发灶和颈淋巴结转移灶控制率，减少局部肿瘤的复发率，并降低远处转移率，避免造成脑干、脊髓不可逆损伤，最大限度地保存靶区周围重要的功能器官和组织，如视交叉、视神经、唾液腺和吞咽功能相关的肌肉及关节等，改善并提高患者的生存质量。

2016 年 NCCN 指南建议：I 期患者行根治性单纯放疗；T_1、$N_{1\sim3}$，$T_{2\sim4}$、$N_{0\sim3}$ 期患者行同期放化疗联合辅助化疗(2A 类推荐)，同期放化疗(2B 类推荐)，诱导化疗联合放化综合治疗(3 类推荐)。无远处转移的初治患者，以个体化分层治疗、放化综合治疗为原则。

一、$T_{1\sim2}N_{0\sim1}M_0$（I、II 期）患者的治疗

患者以单纯放射治疗为主，对鼻咽病灶小的早期患者可采用外照射联合鼻咽腔后装放射治疗。

单纯外照射治疗：鼻咽总剂量 66～70Gy/6.5～7 周，颈淋巴结阳性患者根治量 60～70Gy/6～7 周；颈淋巴结阴性患者预防剂量 50～56 Gy/5～5.5 周。其中 N_1 患者，可酌情考虑配合化疗。

二、$T_{1\sim2}N_{2\sim3}$ 或 $T_{3\sim4}N_{0\sim3}M_0$（III、IV 期）患者的治疗

患者应以外照射治疗为主，配合诱导化疗和(或)同期放、化疗为主的综合治疗。对已有远处转移的患者，应采用以化学治疗为主的姑息放射治疗。化疗首选含顺铂(DDP)的方案，肾功能不全等特殊情况下可选用卡铂。

三、同步放化疗常用方案

单周方案：DDP 30～40mg/m^2，1 次/周)，6～7 次；3 周方案：DDP 80～100mg/m^2，1 次/3 周，2～3 次。颈部大淋巴结患者，可同时给予局部热疗。

（秦继勇　沈丽达　易俊林）

第二节　放 射 治 疗

一、放射治疗的综合评价和考虑因素

（一）放射治疗的综合评价

放射治疗是鼻咽癌的根治性治疗手段，首次放射治疗必须正确。因此，应仔细对患者鼻咽部、头颈部及其他影响因素等进行评估，对所有临床、病理、影像学特点进行综合评价，包括：①患者能否给予根治性治疗。②有哪些因素影响治疗方案的制订。③有无伴发疾病及远处转移征象。④患者的饮食、体质量、呼吸情况等。

（二）放射治疗的考虑因素

放射治疗应在杀灭肿瘤的同时，尽量保存正常组织、器官的功能；因此，必须仔细计划放射治疗技术，因人而异。

在决定应用放疗时，要考虑以下因素：

①放射治疗技术：常规放疗技术、三维适形放疗（3D-CRT）、IMRT 及 IMRT 实施方式（静态 IMRT，VAMT，Rapid Arc，TOMO）。②放射治疗的靶区，相邻关键器官的位置。③放射治疗总剂量、射线的选择、射线的能量、分次量。④放射治疗计划技术的优劣，治疗的给予及验证。⑤放射治疗过程中的护理，急性毒性反应的处理。⑥化疗、靶向、免疫治疗及手术的地位。

二、放射治疗的适应证和禁忌证

（一）鼻咽癌放射治疗的适应证

1. 各期鼻咽癌（无远处转移者），均可考虑行放射治疗。
2. 鼻咽癌放射治疗后，鼻咽复发有或无放射治疗后颈淋巴结复发。
3. 部分晚期患者可考虑行姑息放射治疗，或放射治疗与化疗综合治疗。

（二）鼻咽癌放射治疗的禁忌证

1. 全身情况差或同时合并重要脏器如心、脑、肝、肾等严重功能障碍者。
2. 局部合并有严重感染、破溃者。

三、放射治疗原则

放射治疗是鼻咽癌的首选治疗手段，以常规外照射、3D-CRT、IMRT 为主，腔内近距离、立体定向放射治疗为辅。

(一)鼻咽癌放射治疗原则

1. 放射治疗设计尽量采用多野、缩野、多程照射技术，合理分配各照射野剂量比例，控制照射总剂量，不能盲目追加剂量。
2. 在保证肿瘤获得高剂量照射的情况下，尽量保护邻近正常组织免受照射、过量照射，以避免造成正常组织不可逆的严重损伤。
3. 重要器官如大脑颞叶、脑干、脊髓、垂体和视神经的照射剂量，应严格限制在正常耐受剂量范围内。

(二)鼻咽癌放射治疗时，要考虑到下述因素

1. 鳞癌通常是放疗有效，早期患者放疗治愈的可能性很大。
2. 肿瘤分化越高，放疗效应及肿瘤消失就越慢，就越需要较高的放疗剂量。
3. 外生性肿瘤氧合好，比氧合差的深度溃疡及浸润性肿瘤放疗更敏感。
4. 局限于黏膜的鳞状细胞癌，放疗治愈率很高。
5. 当病变侵及骨和肌肉时，放疗有效及治愈的可能性降低。
6. 早期较小的转移灶，经单独放疗可以治愈；较大的颈部转移淋巴结，最好手术和放疗联合治疗。

(三)遵守鼻咽癌放射治疗流程

1. 放射治疗前，进行病理确诊、增强 CT 和(或)MRI 影像检查；同时对患者进行必要的宣教、指导功能锻炼，行口腔处理，如有龋齿需拔除 7~14d 后行放射治疗。
2. 放射治疗计划的执行，包括体位固定、CT 模拟扫描、靶区和正常组织勾画、放疗剂量处方、放疗计划制订和确认、放疗计划实施、质量控制和质量保证、疗效评估。

四、放射治疗技术与方法

(一)常规外照射技术与方法

采用热塑面模固定头颈部或头颈肩部，依据 TNM 分期和临床分期(临床体检、镜检、CT 或 MRI 等影像资料)，照射原发病灶、转移淋巴结及邻近受侵区域(亚临床病灶)或可能扩展受侵的区域和颈部阳性、阴性淋巴引流区域，颈部照射范围应超出淋巴结转移部位 1~2 个颈区。

1. 鼻咽照射范围

(1)原发灶：影像学(CT 或 MRI)所见的鼻咽肿瘤范围。

(2)亚临床病灶：鼻咽癌可能扩展、侵犯的区域，如鼻腔和上颌窦后 1/3、后组筛窦、眶尖、翼突基底部、翼腭窝、颅底的蝶骨基底、蝶骨大翼、蝶窦、岩尖、斜坡、破裂孔、咽旁间隙(茎突前间隙、茎突后间隙和咽后间隙)、口咽扁桃体、软腭及 C_1、C_2 椎体。

2. 颈部照射范围 全颈照射上至乳突根部，下至锁骨上缘或下缘下和胸骨切迹下 2~3cm。①双侧颈淋巴结转移：全颈照射，根治剂量。②单侧颈淋巴结转移：患侧全颈照射，根治剂量；

无转移一侧，只做上半颈照射，预防剂量。③无颈淋巴结转移：只做上半颈预防照射，预防剂量。

3. 常规外照射野 设面颈联合大野、耳颞侧野、鼻前野(面前野)、耳后野(咽旁野)、颅底野及全颈切线野、上颈前切线野、下颈前切线野，采用等中心照射技术。

(1)面颈联合大野+下颈前切线野(DT 36～40Gy)，缩野改用小面颈后区电子线野+下颈前切线野(DT 14～18Gy)，再改用面颈分野±淋巴结阳区域的颈部小野至根治剂量(DT 70Gy)。特殊情况下可根据患者具体病情适当调整。适用于口咽、下咽侵犯的中、晚期患者。

(2)面颈联合大野+下颈前切线野(DT 36～40Gy)，缩野改用耳颞侧野(至DT 70Gy)+全颈前切线野。适用于双颈淋巴结转移的中期患者。

(3)耳颞侧野+上颈前切线野，适用于早期及双颈淋巴结阴性患者。

为全面合理覆盖靶区，可根据具体情况联合辅助野以提高靶区剂量。常用辅助野包括鼻前野、颅底野、筛窦野、咽旁野和颈部小野等。对于鼻腔、颅底和颈动脉鞘区受侵犯者，可分别辅助选用鼻前野、颅底野和耳后野。

4. 分割方式及照射剂量

(1)鼻咽癌放射治疗的剂量，决定于肿瘤的部位、病变的大小、放疗的体积、治疗的分次数、疗程所用时间、给予放疗的技术、患者的耐受水平和肿瘤的反应。

(2)分割方式及照射剂量：①鼻咽病灶：常规分割1.8～2Gy/次，根治剂量DT 66～70Gy/6.5～7周，残留病灶缩野DT 6～8Gy/3～4次。②颈部淋巴结转移：常规分割1.8～2Gy/次，根治剂量DT 60～70Gy/6～7周，残留缩野适当补量。一侧上颈N_1：同侧下颈50～56Gy；对侧上颈60Gy、下颈50Gy；双侧上颈N_1：双下颈DT 50～56Gy；颈部N_2以上：下颈锁骨上DT56～60Gy。③颈淋巴结阴性：上半颈预防DT 50～56Gy/5～5.5周。

5. 布野原则

(1)根据临床及增强CT或MRI等影像资料，按个体化设计原则进行布野。

(2)采用可塑面罩固定，模拟机下等中心定位设野，确保两侧对穿野的重合性。

(3)照射野"小而不漏"，即最大限度地包括肿瘤组织、最小限度地损伤正常组织。

(4)照射野包括脑干、脊髓、视神经、视交叉等重要器官时，应注意及时缩野，照射剂量严格限制在正常耐受剂量范围内。

(5)尽量不要在肿块上分野，即一个肿块应完全包括在同一个照射野内。

(6)避免在两相邻照射野之间(衔接处)存在"热点"或"冷点"，出现剂量重叠或遗漏。

常规照射技术的缺陷：高剂量照射体积过大，靶区内剂量分布不均匀，靶区剂量难以进一步提高而影响局部控制率，相邻野间的衔接处有剂量重叠或脱漏，正常组织及危及器官接受量过高，早、晚期患者组织反应明显。

6. 常规外照射照射野设计 鼻咽癌放射治疗时，患者采用仰卧位等中心照射技术，在模拟机下进行体位头颈肩热塑面膜固定、确定等中心和照射靶区，采用多叶光栅(MLC)或低熔点铅制作不规则野的铅模挡块，照射体位与等中心模拟定位时的体位一致。

(1)体位及体位固定：一般取仰卧位、平架、根据颈部曲度选择合适角度的头枕(一般选用C枕)，用铅丝标记患者颈部淋巴结和(或)手术切口疤痕。模拟机下(机架0°)调整人体中线与激光灯或射野中心轴重合，并在体表作出标记。机架270°以双外耳孔为标志，使双外耳孔连线平行于床面，采用头颈肩热塑面膜、发泡胶或真空袋固定体位，双侧上肢放松，自然摆放在身体两侧。在制作完成的固定装置明显处，标记患者姓名、病案号、头枕型号、日期等信息。

(2)拍摄定位片：①面颈联合野：用铅丝标记患者体中线(主要是下颌骨至舌骨水平的颈前区)、外眦或眼球最高点。在透视下将射野中心移至体中线，再将机架转至90°，将等中心移至鼻咽腔的位置，根据患者肿瘤侵犯的部位和颈部淋巴结转移情况，将"井"字线打开至照射野所需的大小，确定照射野中心和上下界，一般面颈联合野上界包括颅底，下界在舌骨下缘水平，在面罩上标记射野中心，记录该射野深度，并将射野下界标记在颈部皮肤上，拍摄X线胶片。同样方式拍摄270°

的定位片。最后将机架回至 0°，在面罩上标记射野中心，记录升床高度。②下颈、锁骨上野：采用源皮距垂直照射技术，上界与面颈野下界共线，下界沿锁骨头下缘，两侧界位于肩锁关节内侧缘（以避开肩锁关节）摄定位片 1 张（GA=0°，HA=0°）并标记射野中心，见图 2-8-1。

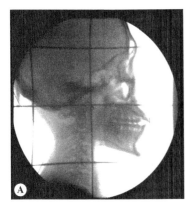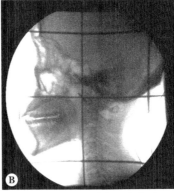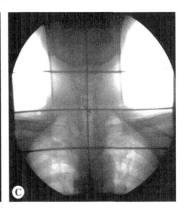

图 2-8-1 面颈联合野定位片

A. 左侧位；B. 右侧位；C. 中下颈、锁骨上野

(3)设计照射野的原则：①面颈联合野：包括颅底、鼻咽、咽旁间隙、鼻腔及上颌窦腔的后 1/3（包括翼腭窝），舌骨水平以上的颈部淋巴引流区。照射野的上界，根据肿瘤侵犯颅底的范围，决定与颅底线及斜坡的距离，必要时根据治疗过程中肿瘤消退情况，在 DT 50～60Gy 时进行调整。②下颈锁骨上野：包括双颈Ⅲ、Ⅳ、Ⅴb 区淋巴引流区，在定位片上画出照射野。

(4)布野方法：以等中心体位固定，在模拟机下拍摄 1 张照射范围的 X 线平片，在该平片上勾画照射野范围和设置遮挡重要器官的铅挡块。

(5)模板制作和射野校对：将画好照射野的定位片送铅模制作室，根据源片距、源托距和照射技术制作铅块的铅丝模板。并在模拟机下按照拍摄定位片的条件核对模板上铅丝的位置和形状，适当调整使之与定位片一致，见图 2-8-2。

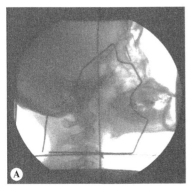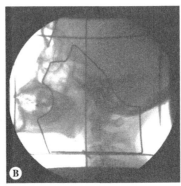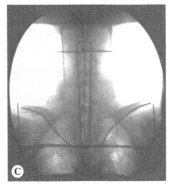

图 2-8-2 照射野模板校对

A. 右面颈联合大野；B. 左面颈联合大野；C. 下颈、锁骨上野

(6)整体铅挡块制作：将调整后的模板送模室，根据源片距和源托距的相对关系制作低熔点铅的整体铅挡块。

(7)射野验证：在放疗过程中，原发灶区域和颈转移灶区域的照射，应始终在相同的体位下完成，以免由于体位不同而造成照射野交界处的剂量重叠或漏照。要求至少在第 1 次治疗和每次改野时拍验证片，见图 2-8-3。

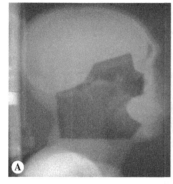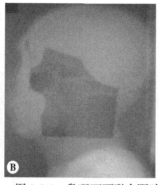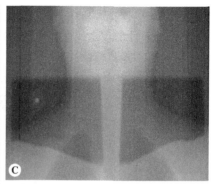

图 2-8-3　鼻咽面颈联合野验证片

A. 右侧野；B. 左侧野；C. 下颈、锁骨上野

(8)照射野设计

1)面颈联合野：为两侧对穿野，照射野包括鼻咽、颅底、鼻腔及上颌窦的后 1/3、咽后间隙、颈动脉鞘区、口咽及上颈区，还包括了部分脑干及上颈区域的全部脊髓(图 2-8-3A、B)。前界：眶外缘后 1~1.5cm，上界起自硬腭后缘(上颌窦底部)连线，然后经第八臼齿半弧形斜向下颌骨水平支的中点下缘，再折向舌骨小角垂直向下止于下界。上界：筛窦后组顶壁与后床突连线，根据

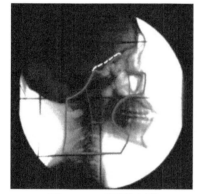

图 2-8-4　面颈联合野

如肿瘤侵入颅中窝、海绵窦、斜坡，上界按虚线设定；侵入鼻腔，前界按凸起部分所示设置

需要适当遮挡保护垂体。后界：斜坡后缘后 0.5~0.75cm，从上界向下至外耳孔后缘，向后下至乳突根部(斜坡底部往后 1.5cm)，再沿枕骨大孔斜向后，然后折向下沿颈椎棘突后 0.5cm 垂直向下。下界：C₃ 或 C₄ 下缘。

注意要点：①面颈联合大野是鼻咽癌放射治疗的基本照射野，适用于任何期首程的第 1 段放射治疗，该照射野把鼻咽和邻近易侵犯的高危区域及上颈部作为一个连续靶区照射，避免遗漏或重叠；②一般照射至 DT 36~40Gy 后，为避开脑干和脊髓的照射而改为耳颞侧野。③口咽侵犯的患者，第 2 段仍需要用面颈联合缩野(图 2-8-4)。注意应将后界移至颈椎体的中、后 1/3，以保护脑干和脊髓。此时，其上颈的后部即颈后电子线野用 8~12MeV 电子线照射，见图 2-8-5。

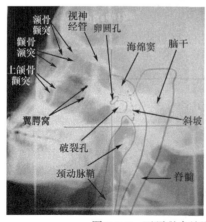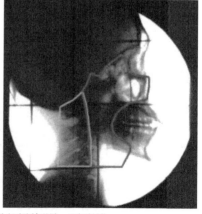

图 2-8-5　面颈联合缩野(耳颞侧野、颈后野)

颈后野 8~12MeV 电子线照射

2)耳颞侧野：耳颞侧野可演变为耳前野，包括鼻咽原发灶区、鼻咽亚临床灶区(小面颈联合野或面颈联合缩野，图 2-8-5)。前界：同面颈联合野前界。上界：同面颈联合野上界，颅底无侵犯时，上界可降至垂体窝底部。后界：上部分与面颈联合野后界相同，下部分在乳突根部(斜坡底部往后缩至 1cm)沿脊椎孔前缘向下至下界。下界：下颌骨水平支下缘上 0.5cm 或 C_2 下缘。

注意要点：①耳颞侧野的定位与投照时，头要尽量往后仰，使下颌骨水平支与床面垂直，以便与颈前切线野的上界衔接。②照射野面积较小，作为面颈联合大野第 2 段的缩野，照射至根治剂量 DT 70Gy。③该照射野也适用于早期鼻咽病灶较小的患者或复发鼻咽癌的再程放射治疗患者。④口咽侵犯较大，第 1 段面颈联合野 DT 36～40Gy 照射后，口咽肿瘤仍未消退者，第 2 段仍用小面颈联合野照射至总量，但后界必须避开脊髓，颈后区用电子线照射。

3)鼻前野(面前野)：上界：平眉弓或眶上缘上 0.5cm，可包括筛窦。两侧界：双侧眼外眦的垂直线(挡眼球)，包括咽旁间隙。下界：鼻唇沟中点，包括鼻腔。

注意要点：设计照射野时，注意双侧眼睛，要设置铅挡块保护。①鼻前野的定位与投照时的体位要与耳颞侧野一致。②主要针对鼻腔、前组筛窦、上颌窦的病灶，用于补充剂量照射。③临床上也有对早期病灶，为减少两侧野对颞颌关节的照射剂量而增设鼻前野照射。④鼻前野可按病灶的不同设置方形、长方形、凸字形或"L"形的不同照射野。⑤对眼眶无侵犯的患者必须设置一侧或双眼眶挡块。⑥有颅底骨质破坏的患者，不宜使用鼻前野。

4)耳后野(咽旁野)：包括颈动脉鞘区、颈动脉管、岩尖和斜坡。前界：耳廓根部。上界：眼眶下缘。后界：距前界 4～5cm。下界：距上界 5～7cm。

注意要点：设计照射野时，注意避免脑干和上颈段脊髓受过量照射。①可以作为一侧或双侧茎突后间隙和(或)岩骨、枕骨侵犯的补量照射。②设置该野时，必须保护脑干和脊髓。③照射野通常从后往前，等中心照射时左侧为 135°，右侧为 225°。

5)颅底野：可包括鼻咽顶壁、筛窦后组、蝶窦、海绵窦和斜坡。前界：上颌窦后壁。上界：与前、后床突水平或根据颅内肿瘤边界而定。后界：沿斜坡后 0.5cm。下界：上界下 4～5cm，包括鼻咽顶壁。

注意要点：①可作为颅底(尤其是蝶窦、圆孔、卵圆孔、破裂孔和斜坡破坏时)、海绵窦侵犯的缩野补量照射。②照射野通常用双侧对穿照射。③照射范围应根据 CT 或 MRI 显示的病灶范围作为缩野的依据。

6)全颈切线野(图 2-8-6)：上界：下颌骨下缘上 0.5cm 或颏下缘上 0.5cm 与耳垂连线。下界：锁骨头上缘或下缘。两外侧界：锁骨上窝外侧缘或肱骨头内缘。

注意要点：①可以采用仰卧位前切线照射或俯卧位后切线照射。因后切线野易与耳颞野重叠，临床一般采用前切线野。②为减少对脊髓、喉、食管和气管的照射，中间需要设置 3cm 宽的铅挡块。③对 N_3 期患者，前切线野的下半部分在环甲膜以下颈前区中间不设置挡块，照射至 DT 36～40Gy 后改用电子线照射至总量。④当下界在锁骨下或更低时，要注意双侧肺尖的保护。⑤设置全颈切线野上界时，要注意与耳颞野下界的衔接，避免重叠或遗漏。

7)上颈前切线野：上界：下颌骨下缘上 0.5cm 或颏下缘上 0.5cm 与耳垂连线。下界：C_4、C_5 之间或环甲膜水平。两外侧界：颈部两侧皮肤外 0.5～1.0cm。

注意要点：①同全颈切线野注意要点中的①②。②通常用于双颈淋巴结阴性的预防照射。

8)下颈前切线野(图 2-8-7)：上界：与面颈联合野的下界衔接。下界：锁骨头上缘或下缘。两外侧界：锁骨上窝外侧缘或肱骨头内缘。

注意要点：①全颈切线野注意要点中的②③④。②设置下颈前切线野上界时，要注意与面颈联合野下界的衔接，避免重叠或遗漏。

垂体保护的勾画(图 2-8-8)及鼻咽癌各野布野示意图、鼻咽癌颈部照射野依据阶段和病情进行设计，见图 2-8-9、图 2-8-10。

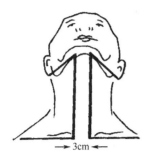

图 2-8-6　全颈前切线野

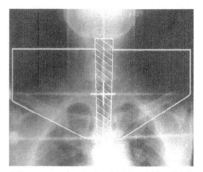

图 2-8-7　中下颈、锁骨上前切线野

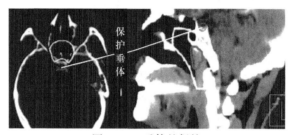

图 2-8-8　垂体的保护

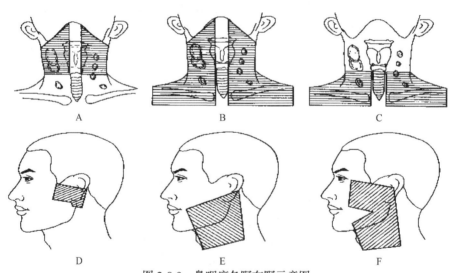

图 2-8-9　鼻咽癌各野布野示意图

A. 上中颈切切野；B. 全颈前切线野；C. 下颈部切线野；D.耳前野；E. 上中颈垂照射；F. 面颈联合野

注：颈部淋巴结大、靠近正中线，适采用颈部前后对穿野照射，中间铅挡要分阶段使用

全颈前切线野：A、B 中下颈前切线野，B 野用于：颈淋巴结＞7cm，中下颈、锁骨上淋巴结转移，颈部有手术史，皮肤受侵，Ⅵ区淋巴结转移

(9)照射野设计及调整：由于脊髓在面颈联合野内，在照射过程中需要脊髓耐受剂量调整照射野，面颈联合野的调整如下：

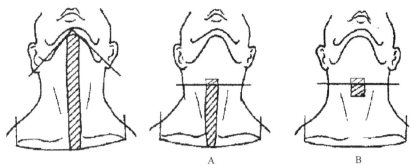

图 2-8-10 鼻咽癌颈部照射野依据阶段和病情进行设计

A. 全颈前切线野；B、C. 中下颈前切线野，C 野用于：颈淋巴结＞7cm，中下颈、锁骨上淋巴结转移，颈部有手术史，皮肤受侵，Ⅵ区淋巴结转移。

1)面颈联合野设计及调整：面颈联合野 DT 36～40Gy 照射后，改为小面颈野推量至 50Gy(a线)，50Gy 时肿瘤完全消退者，则缩野为耳前野 ＋"L"形颈部电子线野(b 线)，耳前野推量至 70～76Gy。如果病变侵犯口咽或 Rouviere 淋巴结大，位置低且消退不满意，则在小面颈联合野到 60Gy 时再改耳前野和耳后电子线野，进一步缩野后推量至 70Gy，前界一般在 DT 60Gy 时缩至 e 线，见图 2-8-11。

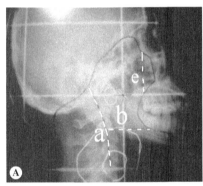
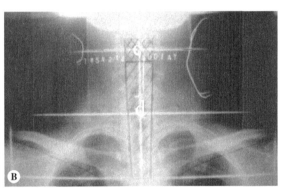

图 2-8-11 鼻咽癌照射野设计及调整

A. 面颈联野；B. 下颈锁骨上野

2)下颈、锁骨上切线野设计(图 2-8-11)：第 1 种：初始野就设计脊髓挡块，一般为上宽 2.5～3.0cm、下宽 2.0～2.5cm 的 "V"的挡块(c+d)。第 2 种：初始野只设计喉部挡块 3cm×4cm(如图中 c，挡块上界应在照射野上界上 2cm，下界应在照射野上界下 2～3cm)，避免面颈联合野与下颈锁骨上野造成的脊髓重叠，这种情况通常发生在下述条件下：①凡上颈淋巴结直径＞6～7cm。②中、下颈部或锁骨上淋巴结转移。③颈部既往有手术史或行颈淋巴结切取活检的患者。④转移淋巴结侵及皮肤。

注意：照射至 DT 36～40Gy 时应铅挡脊髓。

3)面颈联合野与下颈、锁骨上切线野采用全束和半束照射技术设计，见图 2-8-12。

面颈联合野与下颈、锁骨上切线野半束和全束照射技术，相邻野处的剂量：半束照射时，两野衔接处剂量最高点高出剂量归一点 28%；全束共线照射时，两野衔接处剂量最高点高出剂量归一点 117%。

面颈联合野与下颈、锁骨上切线野半束和全束照射技术相邻野的剂量，见图 2-8-13。

面颈联合野与下颈、锁骨上切线野半束和全束照射技术，半束和全束放疗时脑受照体积，见图 2-8-14。

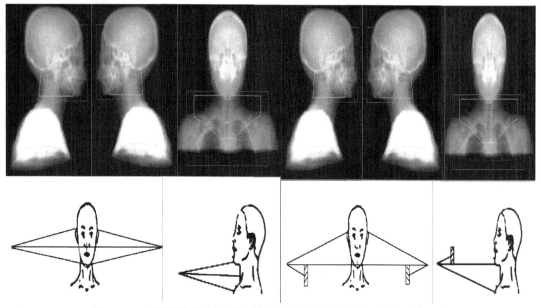

图 2-8-12　面颈联合野与下颈、锁骨上切线野采用全束照射和半束照射

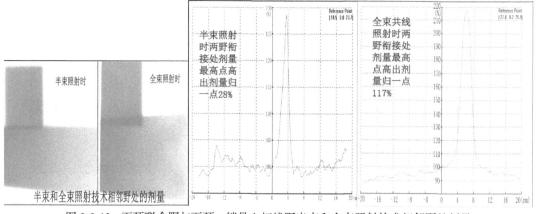

半束照射时两野衔接处剂量最高点高出剂量归一点28%

全束共线照射时两野衔接处剂量最高点高出剂量归一点117%

半束和全束照射技术相邻野处的剂量

图 2-8-13　面颈联合野与下颈、锁骨上切线野半束和全束照射技术相邻野的剂量

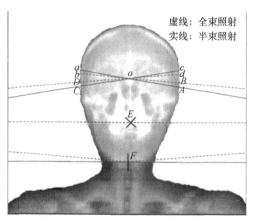

虚线：全束照射
实线：半束照射

图 2-8-14　半束和全束放疗时脑受照体积示意图

虚线：全束照射，实线：半束照射

（10）放疗分次照射的基本原则及分割方式

1)放疗分次照射的基本原则：应用小的分次照射剂量，并在适当范围内，以最短的时间，把需要的总剂量运送至靶区。

2)放射治疗的分割方式：①常规分割：多采用 1.8～2.0 Gy/次，1 次/d，5 次/周，放疗总剂量取决于肿瘤本身的生物学特征及靶区内正常组织的耐受程度。该分次方案应用至今，是因为其可耐受的急性反应，可接受的晚反应，以及较好的局部肿瘤控制。②超分割：每分次 1.15～1.25Gy，2～3 分次/d，60～66 分次，放疗总时间不变，放疗总剂量增加，提高治疗比。两次间隔至少 6h以上。③加速分割：使用常规剂量 2Gy，2 分次/d，总量 DT 60Gy，明显缩短总治疗时间而总剂量不变，其基本原理与肿瘤细胞再增殖有关，两次间隔至少 6h 以上。④加速超分割：每分次 1.5～1.6Gy，2～3 分次/d，分次小于常规剂量，短于常规治疗的时间，可得到超分次加速分次治疗两方面的益处。由于剂量率明显增加，急性毒性反应增强，有时需要暂时中断治疗，以修复急性反应，但总的治疗时间短于常规放疗。两次间隔至少 6h 以上。⑤低分割：指每次大剂量，4～5Gy/d，3～4d/周，总剂量与常规照射剂量相同，总治疗时间缩短。

(11)放射源、分割照射方法的选择：①放射源的选择：鼻咽：照射宜选用 ^{60}Co-γ 线或直线加速器的 4～8MV-X 射线；颈部：可选用 ^{60}Co-γ 线或直线加速器的 4～8MV-X 射线，配合合适能量的电子线如直线加速器(8～12MeV)的电子线或 210kV 深部 X 线。②分割照射方法的选择：常规分割：1.8～2.0Gy/次，1 次/d，每周 5d 照射；非常规分割：超分割、加速超分割等，临床可以根据病情选择使用。

(二)IMRT 技术与方法

1. 鼻咽癌 IMRT 的临床应用优势

(1)IMRT 技术优势：能最大限度地将放射高剂量线集中分布、在空间三维方向上与肿瘤(靶区)形状一致，并调节剂量强度分布，可使不同靶区(兴趣区)、获得各自不同的处方剂量，以杀灭肿瘤细胞；并能针对不同的靶区给予不同的剂量，使剂量具有高度的靶区适形性并保护正常组织，使周围正常组织和器官少受或免受不必要的照射，从物理学角度实现肿瘤的个体化治疗。

IMRT 技术属于精确放疗技术，精度要求高，根据 CT 扫描的图像勾画肿瘤靶区及危及器官，进行三维图像重建，给予精确的正向或逆向计划设计，采用共面或非共面多野照射。IMRT 能在明显降低周围重要器官照射剂量前提下，显著提高肿瘤照射和生物效应剂量，提高了放射治疗的增益比。

(2)IMRT 对鼻咽癌治疗优势：因鼻咽部毗邻许多重要器官，常规放疗因受制于重要器官较低的耐受剂量，难以进一步提高肿瘤的照射剂量。IMRT 对鼻咽癌的治疗具有独特的优势，可减少或解决对邻近敏感器官的放射性损伤，有望提高肿瘤的局部控制率，提高患者生存率和生存质量。

长期临床随访结果表明，临床应用 IMRT 可全面提高鼻咽癌疗效，特别是局部和区域控制率，5 年局控率达 92.7%，但 T 晚期患者局控率仍明显低于 T 早期患者(T_1、T_2、T_3 和 T_4 期的 5 年局部控制率分别为 100%、94.5%、91% 和 88.2%，$P=0.019$)，尤其是原发肿瘤体积较大的患者($>20cm^3$)，5 年局部控制率为 85.9%。

IMRT 技术，应该成为鼻咽癌的首选治疗手段。布野方式包括静态调强(7 野或 9 野)和容积旋转调强。但 IMRT 在鼻咽癌放疗中的分割剂量、总剂量和总疗程时间，还有待于进一步研究。

2. IMRT 的流程

(1)体位及固定：建议在模拟机下，一般采用仰卧位，根据病情、颈部曲度选择合适的头枕，头枕型号 B 或 C 枕(为减少对一些重要器官的照射，如眼睛可以采用适当头后仰位)，口腔放置咬合器可以保护舌部，避开鼻咽部高剂量照射区；在机架 0°时，调整人体中线与激光灯或射野中心轴重合，机架 270°时以双外耳孔为标志使双外耳孔连线平行于床面；采用头颈肩热塑面膜、发泡胶或真空袋固定体位，双侧上肢放松，自然摆放在身体两侧。在制作完成的固定装置明显处，标记患者姓名、病案号、头枕型号、日期等信息。

(2)CT 模拟定位机：确定扫描中心，并在三维激光灯下，将等中心在头颈肩热塑面膜、发泡胶或真空袋固定上的投影(一侧、两侧)用金属点标记，以便在 CT 扫描的图像上能够识别，见彩图 7。

(3)CT 模拟定位扫描：采用平扫+增强的方式进行 CT 扫描，扫描范围从头顶至锁骨下 2～3cm，直接用增强连续扫描，层厚 3mm，扫描完成后将获得的图像资料通过磁盘或网络系统传输到 IMRT 治疗计划系统。如条件允许，可采用 MRI 和 CT 的融合图像或用 MRI-Sim 进行模拟扫描。

(4)IMRT 治疗计划设计：IMRT 治疗计划系统是一个具有三维逆向治疗计划设计和评估 DVH，并能够通过网络系统与直线加速器及多叶准直器(MLC)连接。

在 IMRT 治疗计划系统中完成患者信息资料、图像资料注册，影像图像融合，解剖结构的确定(勾画靶区及危及器官：勾画靶区建议采用 CT/MRI 融合技术，结合 MRI 影像资料，以最大限度减少靶区勾画中的位置、形态、体积误差)，处方剂量的给予和要求，优化与剂量计算和结果的显示等步骤。

(5)IMRT 治疗计划的验证及治疗验证：在治疗前，每个治疗计划(照射野的设计、计算和优化满足剂量处方的要求，并尽量减少子野数、缩短照射时间)经治疗团队(主管医师、物理师)在治疗计划系统确认后，均进行验证：每个计划使用头网对治疗计划进行电离室和剂量胶片的物理剂量验证，以及治疗体位的照相验证。

确保靶区剂量分布的误差与各种不确定因素的误差在临床允许范围内，包括治疗计划的验证剂量误差≤5%和治疗体位验证误差≤5mm 时，方可执行治疗，以确保质量控制和质量保证。

目的是验证计划系统剂量计算的准确性，照射设备的可靠性和稳定性，确定 IMRT 治疗剂量的可信度，以及治疗实施过程中由于设备和摆位等的精度可能造成的误差大小，以保证照射剂量的准确和治疗计划的成功实现。

3. IMRT 的靶区

(1)靶区勾画：建议采用 MRI 和 CT 图像融合(如 CT 和 MRI 扫描体位不一致，则按骨性标志匹配行原发灶图像融合)，有助于勾画肿瘤原发灶区(GTV)。

MRI 能更清楚地显示颅底(如斜坡)和神经的侵犯，骨质破坏在 MRI T_1WI 上显示得最为清楚。增强 CT 模拟的定位图像，有助于确定 GTV，尤其是淋巴结靶区。

经济条件允许的情况下，可行 PET-CT 检查，了解颈部、胸部、腹部、盆腔和骨骼的情况，但该检查是非强制性的。不可替代头颈部 MRI 作为靶区勾画的主要参照，不可替代治疗前及随访时的鼻咽部 MRI。

鼻咽癌原发灶区和临床靶区的特点，可根据临床检查和结合静态影像(CT、MRI、PET)确定，不考虑器官的运动和治疗过程的误差，与所采用的内、外照射方式无关。

对于鼻咽癌根治性放疗，确定原发灶区的意义，是要给予原发灶区以足够的剂量，以控制肿瘤；同时，便于观察肿瘤随剂量的变化及其他因素的影响。

临床靶区(clinical target volume，CTV)按一定的时间-剂量模式，给予一定剂量的 GTV、亚临床灶及肿瘤可能侵犯的范围。根据这个定义，同一肿瘤区，可能出现 2 个或 2 个以上的 CTV。

计划靶区(planning target volume，PTV)包括 CTV，照射中患者器官的移动(ITV)，由于摆位、治疗中患者体位的重复性误差和靶位置、靶体积变化等因素引起的扩大照射的组织范围，以确保 CTV 得到规定的治疗剂量，PTV 决定照射野的大小。

(2)靶区勾画的建议

1)选择靶区勾画的顺序、方式：从肿瘤侵犯范围最清晰或具有代表性的解剖结构层面开始勾画，勾画时遵循左右对照、上下层面连续对照的原则；同时，与横断面、冠状面和矢状面相比较，确保靶区勾画的准确、连续。

2)选择靶区勾画的窗宽、窗位：颅底，推荐采用骨窗(窗宽 1600HU 或 2000HU，窗位 400HU)；勾画鼻咽和淋巴结时，推荐采用软组织窗(窗宽 350HU，窗位 35HU)。

(3)靶区的具体定义

1)原发灶区(GTVnx):临床和影像学检查的鼻咽原发肿瘤部位及其侵犯的区域。

2)高危亚临床病灶区(CTV1):原发肿瘤周围有可能浸润或转移的区域,包括 GTVnx + GTVrpn 及其周围的亚临床病灶区域(一般在 GTVnx + GTVrpn 外放 5～10mm,外放具体范围要根据临床、解剖结构的特殊性适当调整),包括鼻咽的全部黏膜层及其下方 5mm、软腭、鼻咽旁间隙、椎前间隙与椎前肌、翼腭窝、蝶骨基底部和破裂孔等。

3)低危亚临床病灶区(CTV2):根据肿瘤的生物学行为,推断出可能出现浸润或转移的区域,称低危区或预防照射区。涵盖 CTV1,由 CTV1 外扩 0.5～1.0cm;向后方可酌情缩小,包括 CTV1 和颅底骨质、蝶窦下 1/3、部分后组筛窦、鼻腔后 1/3 或后部、上颌窦后 1/3 或后部、翼腭窝、翼内外肌、咽旁和咽后间隙、部分颈椎和斜坡 1/2 等(一般在 CTV1 外 5mm)。CTV2 涵盖 CTV1,具体范围包括:前界,鼻腔后部及上颌窦后壁前 5mm;后界,前 1/3 椎体和斜坡;上界,部分后组筛窦,颅底区(蝶窦底壁、破裂孔及卵圆孔);下界,C₂椎体下缘,包括整个鼻咽腔;侧界,包括翼突区、咽旁间隙,颅底层面包括卵圆孔外侧缘。

4)受累咽后淋巴结(GTVrnd):影像学观察到的咽后肿大淋巴结(见前述)。

5)受累淋巴结(GTVnd):临床触及和(或)影像学观察到的肿大淋巴结(见前述),FDG-PET 阳性淋巴结;对高度可疑淋巴结,也应考虑做 GTVnd 勾画。在 IMRT 时,可根据双颈多个颈淋巴结灶设置多个 GTVnds。①CTVnd:阳性所在淋巴引流区和需预防照射的颈部淋巴结阴性区域,包括 GTVnd 并超出其 1～2 个阴性淋巴结引流区。②CTVnd1:包括 GTVnd、阳性所在淋巴引流区。③CTVnd2:包括 1～2 个阴性淋巴结引流区。

6)PTV:按系统误差和不同放疗技术摆位误差确定,如皮肤未受侵,PTV 不超出皮肤。PGTVnx、PGTVrnd、PCTV1、PCTV2:为 GTVnx、GTVrnd、CTV1、CTV2 向上、下、前、侧各扩 5mm,向后扩 2～3mm。PGTVnd、PCTVnd1、PCTVnd2:为 GTVnd、CTVnd1、CTVnd2 外扩 5mm。

7)危及器官(OAR):理论上,所有的非靶区正常组织都是 OAR,但实际上根据 GTV、CTV 的位置及处方剂量的各异,危及器官亦有所不同。

通常鼻咽癌患者需勾画的 OAR,根据肿瘤情况适当增减器官项目,包括:脑干、脊髓、颞叶、晶体、眼球、视神经、视交叉、垂体、腮腺、颞颌关节、下颌骨、喉、口腔、颌下腺、内耳、中耳、气管、甲状腺等。

8)危及器官计划体积(PRV):PRV 与 PTV 类似,是一个几何的概念,包括摆位误差及治疗间或治疗中 OAR 的移动范围。

(4)靶区勾画的注意事项

1)临床确定 CTV,需要综合考虑肿瘤的解剖结构和生物学特点:因不同医院、医疗组及医师对 CTV 的理解、考虑不同,勾画 CTV 的范围也不尽相同。但除可遵行 GTV 外,也可根据解剖结构的特性不同进行勾画,包括以下几个方面:①肌肉筋膜、骨皮质被认为是肿瘤侵犯的屏障,GTV 外放至 CTV 的距离可以稍小。②脂肪间隙、黏膜容易被肿瘤侵犯,GTV 外放至 CTV 的距离需稍大。③若肿瘤邻近重要结构或神经结构,外扩边界可缩小至 1mm。④勾画 CTV 边界时,应注意避免包括非高危亚临床浸润的骨或空气等。

2)依据解剖结构勾画 OAR:①下颌骨应作为一个整体器官被勾画,不分左右侧,需包括牙槽骨而不包括牙齿。②应单独勾画和命名内耳的耳蜗和内听道。③应单独勾画和命名中耳的鼓室、咽鼓管骨性结构。④勾画眼时,应确保视网膜被完全勾画在内。⑤勾画晶体时,晶状体和玻璃体的界限清晰,易于勾画。⑥垂体位于垂体窝,呈卵圆形,应完整勾画,不超过周围骨性结构。

(5)2010 鼻咽癌调强放疗靶区及剂量设计指引专家共识,与美国放射治疗肿瘤组(RTOG)0225 及 RTOG 0615 中低危临床靶体积定义的对比,见表 2-8-1。

表 2-8-1　2010 共识建议与 RTOG 0225、RTOG 0615 的低危临床靶区

低危临床靶区	2010 共识建议	RTOG 0225	RTOG 0615
蝶窦	底壁(蝶窦受侵时包括全部蝶窦)	底壁	底壁($T_3 \sim T_4$ 期包括全部蝶窦)
筛窦	后组	—	—
鼻腔	后鼻孔前 5mm	后 1/3	后 1/4~1/3
上颌窦	后壁前 5mm	后 1/3	后 1/4~1/3
斜坡	前 1/3	全部	前 1/2~2/3
咽后淋巴结引流区	内侧组从颅底到 C_2 上缘，外侧组从颅底至舌骨上缘	从颅底至舌骨上缘	从颅底至舌骨上缘
C_1 横突以上颈上深组	—	包括	包括
I_b 组淋巴结引流区	—	包括	N+包括

2010 鼻咽癌调强放疗靶区及剂量设计指引专家共识颈淋巴结 CTVnd 设置，见表 2-8-2。

表 2-8-2　2010 鼻咽癌调强放疗靶区及剂量设计指引专家共识颈淋巴结 CTVnd

颈部淋巴结		需预防照射的颈部淋巴引流区域 CTVnd
N_0	无任何肿大或可疑转移的淋巴结	双侧Ⅱ、Ⅲ、Ⅴa 区
	未达诊断标准的、高危的淋巴结	同侧Ⅱ~Ⅴ区，对侧Ⅱ、Ⅲ、Ⅴa 区
	单颈淋巴结转移	同侧Ⅱ~Ⅴ区，对侧Ⅱ、Ⅲ、Ⅴa 区
	双颈淋巴结转移	双侧Ⅱ~Ⅴ区

(6) 2010 鼻咽癌调强放疗靶区及剂量设计指引专家共识

1) 由于咽后淋巴结紧邻原发灶，当咽后淋巴结转移时，不论是否有包膜外侵，局部预防照射的靶区界定按原发灶 CTV1、CTV2 处理。

2) Ⅰb 区包括在 CTVnd 内的指征：①Ⅰb 区有转移性淋巴结或该区阳性淋巴结切除术后。②Ⅱa 区转移性淋巴结包膜外侵或直径≥3cm。③同侧全颈多个区域(≥4 个区域)有淋巴结转移。④鼻咽肿瘤侵犯鼻腔≥后 1/3、软硬腭、齿槽或上颌窦等。

(7) 鼻咽癌诱导化疗后，可按头颈部鳞状细胞癌诱导化疗时的推荐和指南：①在开始诱导前，所有参与治疗的医师(特别是放疗科医师)一起对患者进行评估。②治疗前进行营养评估，必要时给予营养支持。③开始抗肿瘤治疗前先行口腔处理。④诱导化疗前按放疗要求定位(含增强 CT)。⑤PET-CT 作用尚不明确。⑥放射治疗必须在最后一次给予化疗药后 3~4 周内开始。⑦诱导化疗后重新定位，与诱导化疗前的定位 CT 融合。⑧使用诱导化疗前的 GTV/ GTVnd 做计划。⑨根据诱导化疗前后 GTV/ GTVnd 与正常组织的相对关系重新勾画靶区，除空腔外不能缩小靶区范围。⑩放疗剂量不能因为诱导化疗而降低。

(8) 靶区勾画说明：①除淋巴结术后或皮肤受侵犯患者，与 CTV 颈部相应处的 PTV 不应超出皮肤，一般需距皮肤下 2~3mm。②行计划性新辅助化疗后，MRI 确认肿瘤缩小明显的患者，应以化疗前的病灶影像勾画 GTVnx，鼻咽腔内肿瘤突出部分可按化疗后实际退缩情况的影像勾画。③GTVrpn 、GTVnd 包膜无受侵的患者，按化疗后实际退缩情况的影像勾画；包膜受侵的患者，按化疗后的影像勾画，同时还应包括化疗前影像显示的外侵区域。④CTVnd 包括需预防照射的颈部淋巴结分区。⑤对于 $N_{1\sim3}$ 患者，要根据淋巴结包膜外侵的情况，增加临近的肌肉和结构。⑥若肿瘤累及一侧视神经，且放疗可能导致患者失明，应在放疗前签署知情同意书，且限制视交叉的剂量，以保护对侧视神经。⑦勾画靶区时，应结合 CT 骨窗图像，以免遗漏颅底孔道。

(9) 靶区处方剂量：根据鼻咽原发病灶、亚临床病灶、颈淋巴结和颈淋巴引流区的不同，分别给予不同的处方剂量，这有利于提高肿瘤的局部剂量并减少邻近正常组织的剂量。专家共识处方

剂量推荐,见表2-8-3。

表2-8-3　2010鼻咽癌调强放疗靶区及剂量设计指引专家共识处方剂量推荐

PTV	单次剂量(Gy)	总处方剂量/总分割次数(Gy/Fx)
PGTVnx	2.10~2.25	≥66(66~76)/(30~32)
PGTVrpn		
PGTVnd	2.00~2.25	≥66(66~70)/(30~32)
PCTV1	1.80~2.05	60~62/(30~32)
PCTV2	1.70~1.8	50~56/(30~32)
PCTVnd		

注:有条件的单位,可执行分段多次计划,并参照一次性计划相应给量。

1)鼻咽原发灶处方剂量:①PGTVnx、PGTVrnd:DT 68~76Gy。②PCTV1:DT 60~64Gy。③PCTV2:DT 50~54Gy。

2)颈淋巴结的处方剂量:①PGTVnd:DT 60~70Gy。②PCTVnd:PCTVnd1 DT 54~60Gy、PCTVnd2 DT 50~54Gy。

4. 靶区和OAR的剂量评估　评价各靶区剂量分布时,以不同靶区PTV的体积来衡量,处方剂量定义95%的PTV体积所接受的最低吸收剂量。

(1)计划设计优化与评价:通常要求至少95%PTV满足上述靶区的处方剂量,PTV接受≥110%处方剂量的体积应<20%,PTV接受≥115%处方剂量的体积应<5%,PTV接受<93%的处方剂量的体积应<1%,PTV外的任何地方不能出现>110%处方剂量(参考RTOG 0615)。同时,还需评估OAR的耐受剂量。并尽量减少子野数,缩短照射时间。权重的选择原则是:重要OAR如脊髓、脑干的权重>肿瘤>一般OAR。

(2)评价治疗计划优劣:要注意覆盖GTV剂量曲线的均匀性和适形指数,以及靶区覆盖度D95和V95。治疗计划优先评估的内容包括靶区剂量的均匀度、靶区形状的适形性、靶区的最大和最小剂量、OAR的限制剂量和限制受照射的体积。

(3)计划评估:计划评估包括各靶区和OAR的剂量体积直方图(DVH)、等剂量线分布的整体评价和逐层评价。①要仔细观察各靶区和危及器官的DVH,是否满足处方剂量的要求和限定剂量。②要仔细、逐层的检查等剂量线的分布,确认各靶区的剂量分布是否满意,PRV剂量是否在可接受的范围内。③此治疗计划必须通过剂量、位置验证,有剂量师和物理师两级签字及主管医生和(或)技师签字后,方可开始治疗。第一次治疗要求物理师、主管医师到场参加摆位,并拍摄等中心验证片。计划确认与剂量学处理,位置及剂量误差不超过5mm、5%。

(4)PRV限量:PRV是OAR外放边界后的体积,类似于根据CTV形成PTV。

①剂量限制标准:由于鼻咽部周围正常组织较多,过度限制OAR剂量,会造成靶区剂量分布不满意;限制标准过于宽松,无法达到优化剂量的目的。因此,剂量限制标准应结合肿瘤的大小、位置、与正常组织器官的关系、治疗病史、有无化疗等多种因素综合考虑。②优先考虑:脑干和脊髓的限量,在靶区达到满意的剂量覆盖的同时,尽可能降低其他OAR的受照剂量。重要功能脏器和OAR的PRV为:脑干≤54Gy,脊髓≤45Gy,视神经和视交叉≤54Gy,晶状体≤9Gy,垂体≤45Gy,颞颌关节≤50Gy,颞叶≤54~60Gy,下颌骨≤60Gy,腮腺50%体积≤30~35Gy等。

2010鼻咽癌调强放疗靶区及剂量设计指引专家共识OAR限定剂量推荐与计划评估要求,参照正常组织效益临床定量分析(QUANTEC)、RTOG 0615、RTOG 0225,见表2-8-4、表2-8-5。

表 2-8-4　2010 专家共识 OAR 限定剂量推荐与计划评估要求　　　单位：Gy

OAR 名称	OAR 限定剂量	PRV 扩边	PRV 限定剂量
脑干	$D_{max} \leq 54$	$\geq 1mm$	超过 60 $\leq 1\%$
脊髓	$D_{max} \leq 45$	$\geq 5mm$	超过 50 $\leq 1\%$
视神经	$D_{max} \leq 50$	$\geq 1mm$	$D_{max} \leq 55$
视交叉	$D_{max} \leq 50$	$\geq 1mm$	$D_{max} \leq 55$

表 2-8-5　2010 专家共识 OAR 限定剂量推荐与计划评估要求　　　单位：Gy

OAR 名称	限定剂量
颞叶	$D_{max} \leq 60$ 或超过 65 的体积 $\leq 1\%$
眼球	$D_{max} \leq 50$
晶状体	$D_{max} \leq 25$
臂丛神经	$D_{max} \leq 66$
下颌骨	$D_{max} \leq 70$，若不能实现，则超过 75 的体积 $\leq 1cm^3$
颞颌关节	$D_{max} \leq 70$，若不能实现，则超过 75 的体积 $\leq 1cm^3$
垂体	$D_{mean} \leq 50$
腮腺	<20（至少单侧）或双侧<25，靶区复杂尽可能低
口腔	$D_{mean} \leq 40$
声门喉	$D_{mean} \leq 45$
食管	$D_{mean} \leq 45$
环后区咽	$D_{mean} \leq 45$
下颌下腺	$D_{mean} < 35$
舌下腺	尽可能减少受照剂量
单侧耳蜗	$D_{mean} \leq 45$

A. RTOG 0615 晶状体的剂量限制为最高剂量$<25Gy$；B. RT0G 0225 中规定晶状体的受照剂量尽可能低；C. 国内各单位对晶状体的限量为最高剂量$<8\sim10Gy$。

斯隆·凯特琳癌症纪念医院（Memorial Sloan-Kettering Cancer Center，MSKCC）与 2010 中国专家共识放射治疗常用正常组织剂量限制，见表 2-8-6。

表 2-8-6　鼻咽癌放射治疗常用正常组织剂量限制

OAR	MSKCC	2010 中国专家共识
重要器官		
脑干	$D_{max}<54Gy$ 或 1% PTV 的剂量 $\leq 60Gy$	$D_{max}<54Gy$，扩边$\geq 1mm$ 限定剂量$>60Gy \leq 1\%$
视神经	$D_{max}<54Gy$ 或 1% PTV 的剂量 $\leq 60Gy$	$D_{max}<50Gy$，扩边$\geq 1mm$ 限定剂量 55Gy
视交叉	$D_{max}<54Gy$ 或 1% PTV 的剂量 $\leq 60Gy$	$D_{max}<50Gy$，扩边$\geq 1mm$ 限定剂量 55Gy
脊髓	$D_{max}<45Gy$ 或 1ccPTV 的剂量$\leq 50Gy$	$D_{max}<45Gy$，扩边$\geq 5mm$ 限定剂量$>50Gy \leq 1\%$
下颌骨和颞下颌关节	$D_{max}<70Gy$ 或 1cc PTV 的剂量$\leq 75Gy$	$D_{max} \leq 70Gy$，若不能实现则$>75Gy$ 体积$\leq 1cm^3$
臂丛	$D_{max}<66Gy$	$D_{max} \leq 66Gy$
颞叶	$D_{max}<60Gy$ 或 1% PTV 的剂量 $\leq 65Gy$	$D_{max}<60Gy$ 或$>65Gy$ 的体积$\leq 1\%$
其他正常组织		
口腔	$D_{mean}<40Gy$	$D_{mean} \leq 40Gy$

续表

OAR	MSKCC	2010 中国专家共识
腮腺	D_{mean}≤26Gy(至少一侧腮腺达此限制量)或双侧腮腺至少 20cm³ 体积的剂量<20Gy，或至少单侧腮腺的 50%体积的剂量<30Gy	Dmean<20Gy(至少单侧)或双侧<25Gy，靶区复杂时(如靶区占据部分腮腺)腮腺剂量尽可能低
耳蜗	V_{55}<5%	单侧 D_{mean}≤45Gy
眼	D_{mean}<35Gy，D_{max}<50Gy	D_{max}≤50Gy
晶状体	D_{max}<25Gy	D_{max}≤25Gy
声门、喉	D_{mean}<45Gy	D_{mean}≤45Gy
食管，环后、咽	D_{mean}<45Gy	D_{mean}≤45Gy
垂体		D_{mean}≤50Gy
下颌下腺		D_{mean}≤35Gy
舌下腺		尽可能减少受照剂量

(5)鼻咽癌 IMRT 计划设计的优先权：临床应用过程中，如果肿瘤靶区剂量覆盖与正常组织受量限制不能同时满足，可考虑参考以下计划优先顺序、级别：Ⅰ级正常组织结构、肿瘤，Ⅱ级正常组织结构，Ⅲ级正常组织结构。

①Ⅰ级：非常重要必须保护的正常组织，脑干、视交叉、视神经、脊髓、脑颞叶。

②Ⅱ级：重要的正常组织，在不影响 PGTV、PCTV 剂量覆盖的条件下，尽可能保护的正常组织，腮腺、下颌骨、颞颌关节、垂体和臂丛。

③Ⅲ级：其他正常组织结构，在满足Ⅰ和Ⅱ类正常组织结构保护条件，且不影响 PGTV、PCTV 剂量覆盖的条件下，尽可能保护正常组织，包括眼球、晶状体、颌下腺、口腔、舌、中耳、内耳、喉、咽缩肌、食管、气管和甲状腺。

敏感器官的剂量，不超过限定剂量，若超过时，要看超过部分所占的体积，以便权衡利弊，做出正确的评价和修改。

鼻咽非角化未分化癌，双颈淋巴结转移，$cT_2N_2M_0$，Ⅲ期靶区勾画、剂量(彩图 8)，鼻咽非角化未分化癌，双颈淋巴结转移，$cT_2N_2M_0$Ⅲ期 IMRT 6MV-X 线等剂量曲线分布、计划评估，见彩图 9。

5. 鼻咽周围危及器官的勾画 鼻咽癌个体化靶区设置及计划优化，既能确保肿瘤覆盖，又能最大限度地保护正常组织，精确的靶区和 OAR 的勾画和计划设计是关键。脑、头颈部器官解剖边界，见表 2-8-7。

表 2-8-7 脑、头颈部器官解剖边界

靶器官	上界	下界	侧界	中部	前界	后界	CT 值(C 窗位，W 窗宽)
耳蜗	颞骨岩尖	颈动脉	鼓室内侧壁	颞金字塔	颞骨岩部前面和上表面	内听道前面	骨：C450，W1600
视神经交叉	前床突上 5mm	鞍窦	内侧表面的海马、侧脑室颞角		前床突	中脑(小脑脚前)包括中床突后	脑：C35，W100 骨：C450，W1600
臂丛	C_4~C_5 神经孔	锁骨头内侧半	胸锁乳突肌，侧脑室颞角	C_4~T_1 神经孔、椎体柄	颈血管束(C_4~C_6)，前斜角肌(C_6~T_1)	第一肋中斜角肌，锁骨下静脉	头颈部：C35，W350

续表

靶器官	上界	下界	侧界	中部	前界	后界	CT值（C窗位，W窗宽）
上咽缩肌	枕髁	舌骨上缘	腭扁桃体或者咽旁间隙	咽	翼状肌前界	头长肌	头颈部：C35，W350
中咽缩肌	舌骨上5mm	舌骨下缘	腭扁桃体或者咽旁间隙	咽	口咽，舌骨侧缘	头长肌	头颈部：C35，W350
下咽缩肌	舌骨下缘	食管	咽旁间隙，甲状腺侧缘	咽	杓状肌第一器官环	头长肌，后椎体	头颈部：C35，W350
腮腺	内听道下缘	下颌支下界	皮下脂肪组织	头长肌和翼状肌内侧	咬肌后缘（锁骨支），下颌角	胸锁乳突肌	头颈部：C35，W350
视神经	上直肌	下直肌	侧直肌	内直肌		眼球后脂肪组织，视神经孔	头颈部：C35，W350 骨：C450，W1600（神经孔）
脑	额、顶骨内缘	枕、颞骨内缘	颞、枕骨和顶骨内缘		额骨和蝶骨内缘	枕骨内侧缘	头颈部：同上 骨：C450，W1600
晶状体	眼球内高密度区域（前表面）						

（1）鼻咽癌调强放射治疗时代 OAR 勾画：对 OAR 勾画的定义不同，其剂量分布、放射性损伤评估也随之产生差异。中山大学附属肿瘤医院研究组，对鼻咽癌放射治疗相关的鼻咽周围结构，基于解剖学定义、不同勾画方法与放射损伤的相关性进行研究，于 2014 年在 *Radiotherapy and Oncologyerapy* 杂志上发表了鼻咽癌调强放射治疗时代，需要限制剂量的 OAR 勾画和保护推荐标准，见表 2-8-8。

表 2-8-8　鼻咽癌调强放射治疗时代 OAR 勾画推荐

OAR	头端	足端	前界	后界	外侧	内侧
颞下颌关节[a]	关节腔消失	下颌骨头出现，或下颌骨颈切迹上一层面	颞骨关节结节，下颌骨髁前缘	关节窝表面	下颌骨髁外侧缘或关节窝表面	
脑干	视束或大脑后动脉消失	枕骨大孔	桥前池或基底动脉后缘	第四脑室或中脑水管前缘	大脑后动脉、小脑前下动脉和小脑脚	
视交叉	向上1个或2个层面	垂体或鞍上池	视神经管	漏斗部	颈内动脉，大脑中动脉	
舌（口腔）[b]	硬腭或软腭腭后缘	二腹肌前腹消失	下颌骨后缘或无	腭、口咽、腭扁桃体和舌骨	下颌骨内缘或下齿槽内缘	
喉（喉和喉咽）	会厌上缘	环状软骨下缘	甲状软骨或环状软骨前缘	包括杓状软骨，甲状软骨上下角和咽缩肌后缘	槽内缘舌骨内缘，甲状软骨和环状软骨外缘，颈部血管、神经和甲状腺侧叶	
上咽缩肌	翼突内侧板上缘	舌骨上缘	鼻咽、口咽、喉咽和舌底	头长肌、颈长肌和颈椎体	颈动脉鞘	

续表

OAR	头端	足端	前界	后界	外侧	内侧
中咽缩肌	舌骨上缘	舌骨下缘	喉咽	头松肌、颈长肌和颈椎体	舌骨	
下咽缩肌	舌骨下缘	环状软骨下缘	喉咽或环状软骨	头长肌,颈长肌和颈椎体	甲状软骨或甲状腺	
气管	环状软骨下缘	锁骨头下缘下2cm	甲状腺峡部后缘	食管前缘	甲状腺侧叶	气管管腔扩大1~2mm
颌下腺 a	翼内肌下缘或第3颈椎	下颌下三角脂肪间隙出现	下颌舌骨肌或舌骨舌肌外侧面	咽旁间隙、颈部血管和二腹肌后腹,胸锁乳突肌	下颌骨分支、皮下脂肪或颈阔肌	颈部血管,上和中咽缩肌,舌骨,二腹肌后腹,下颌舌骨肌,舌骨舌肌
食管	环状软骨下缘	锁骨头下缘下2cm	气管	椎体或颈长肌	脂肪间隙或甲状腺	
视神经 a	上直肌下	下直肌上	眼球中心的后缘	视神经管		
颞叶 a	大脑侧裂上缘	颅中窝底	颞骨和大脑侧裂,蝶骨大翼	颞骨岩部,小脑幕,枕前切迹(枕叶后端向前约4cm)	颞骨	海绵窦、蝶窦、蝶鞍和大脑侧裂(包括海马旁回、海马钩及杏仁体)
腮腺 a	外耳道,乳突	下颌下间隙后部出现	咬肌,下颌骨后界,翼内肌	胸锁乳突肌前腹,二腹肌后腹外侧界(后内侧),乳突	下颌下脂肪间隙,颈阔肌	二腹肌后腹、茎突、咽旁间隙和胸锁乳突肌
脊髓	小脑消失(从枕骨大孔水平下)	锁骨头下缘下2cm	除外蛛网膜下隙(腔)			
臂丛 a	第4颈椎下缘	第1胸椎神经孔下缘,当在神经血管束下方时,锁骨头下1~2个CT层面	前斜角肌	中斜角肌	脂肪间隙	脊髓
甲状腺	梨状窝下缘或甲状软骨中点	第5~7颈椎体	胸骨舌骨肌或胸锁乳突肌	颈部血管或颈长肌	颈部血管或胸锁乳突肌	甲状软骨或环状软骨或食管或咽缩肌

a. 器官应分左侧和右侧勾画; b. 包括舌底、舌体和口底。

(2) 鼻咽癌调强放射治疗时代 OAR 勾画建议: 勾画时窗宽、窗位选择的建议包括以下几个方面: ①中耳、内耳、颞颌关节: 骨窗, (1400~1600)HU/400~600HU 或(3000~4500)HU/(600~800)HU。②颞叶: 外侧用软组织窗。③脑干: 脑窗, (80~100)HU/(35~50)HU。④其他: 软组织窗, (300~400)HU/(20~120)HU。

(3) 勾画鼻咽周围危及器官的说明: ①脑干: 勾画上界时包括部分红核与黑质,不包括大脑脚和中脑水管,以视束和第三脑室为界,即视束、大脑后动脉消失。②视交叉: 从垂体上缘向上 1~2 层, 在颈内动脉或大脑前动脉内侧, 前面从视神经孔穿出, 呈十字交叉, CT 需参照大脑前动脉勾画。③脊髓: CT 软组织分辨率明显不如 MRI, 某些层面能见椎管却不能见脊髓, 依据脊髓上下层的形状。④内耳: 耳蜗、前庭、半规管和内听道(内听道内走行蜗神经, 与听力功能息息相关)。⑤中耳: 分别勾画咽鼓管、鼓室和乳突。⑥下颌下腺: 位于下颌骨后, 在翼内肌后内侧向前走行,向上可见到在下颌下腺上界消失后的、1 个低密度的咽旁间隙为上界。⑦口腔：包括舌、舌下腺、软腭、唇、颊及其表面的小唾液腺和口底。

鼻咽癌调强放射治疗鼻咽周围 OAR 勾画推荐，见彩图 10、彩图 11。

6. 鼻咽癌自适应个体化 IMRT 计划制订与适时实现　鼻咽癌对放射治疗敏感，具有明确的剂量-效应关系，即剂量越高，肿瘤控制率越高。但 IMRT 是一个多步骤、多阶段、分次实施的过程，整个过程存在不确定性。

在鼻咽癌 IMRT 治疗过程中，因肿瘤体积、外轮廓及正常组织(如腮腺)的变化，使实际照射剂量分布与计划剂量分布存在差异。临床实践中，观察肿瘤体积变化情况(彩图 12、彩图 13)及患者体重和肿瘤变化对剂量分布的影响，见彩图 14。

(1)鼻咽癌自适应个体化 IMRT 计划制订，需要考虑以下因素：

1)相关解剖结构，在时空上的变化：放射治疗期间，与鼻咽肿瘤、颈部转移淋巴结相关的解剖结构，在时空上会发生变化。肿瘤位置、累及范围、肿瘤运动、每次摆位和患者生理活动等都会影响肿瘤(靶区)的位置移动误差(避免误照射)；对治疗的反应，包括肿瘤缩小、退缩，肿瘤与周围组织结构或内部器官运动，导致其相互关系的改变；治疗期间，患者因体重变化(减轻)、体型变化等导致形体及腮腺变化，肿瘤外轮廓变化可导致正常组织、肿瘤及其 OAR 之间关系的变化等。

以上因素，使实际照射剂量分布与计划剂量分布产生差异，可能导致肿瘤靶区的照射剂量下降，而周围正常组织的照射剂量增加，将发生严重并发症，影响疗效及患者的生活质量。

2)肿瘤放射生物学或功能的变化：当前，在肿瘤规范化治疗的前提下，由肿瘤生物学的异质性决定的癌症的个体化治疗，逐渐得到临床肿瘤医生的重视。依赖临床的预后因素，指导选择的治疗方案是临床层面粗放型的个体化治疗。随着蛋白组学、基因组学、肿瘤遗传学等分子生物学技术的应用，传统的肿瘤临床治疗手段，正逐渐被以肿瘤分子标志物为指导的、更安全有效的个体化治疗所取代。

需要考虑患者个体肿瘤内部代谢、乏氧、增殖、凋亡、基因突变及不同亚靶区放射敏感性等生物学特性。需要在分子影像和分子病理的指导下，把功能性和分子影像结合，把空间、时间和生物学因素等因素综合考虑在内，从而进一步提高鼻咽癌放射治疗疗效。

(2)必须充分认识、评估与处理鼻咽癌 IMRT 过程中的各种不确定性因素：在鼻咽癌 IMRT 过程中，通过解剖影像引导、剂量引导等反馈信息，考虑患者特定的解剖和(或)生物学变化(解剖与功能影像、分子代谢功能融合指导放疗)，在剂量引导下实时校正位置和剂量分布，从而充分保证预先设计的精确三维适形放疗计划得已实现；必要时重新制订放疗计划，以保证肿瘤与正常组织均能受到合适的照射剂量。

目前，可通过观察、测量和(或)在放疗第 15、20、25 次后的 CT 扫描，选择合适时机，在肿瘤体积和(或)外轮廓、形体变化明显，和(或)在 OAR 如脑干等达限定剂量时，制订自适应的二程、三程、四程……计划，实时改善放疗期间靶区剂量分布，保护重要器官。

临床实践时可考虑，首程和(或)二程放疗计划靶区剂量分布优先，之后放疗计划重要器官优先，充分保证预先设计的精确 IMRT 计划得到适时实现。目前，还需深入研究重新制订放疗计划的合适患者群、最佳时机及频率对疗效的影响等。

(三)近距离放射治疗

近距离放射治疗又称后装放射治疗，放射源常用高剂量率的铱-192(^{192}Ir)等，具有放射源照射剂量衰减梯度大、空间剂量分布不均匀的特点。近距离放射治疗的范围具有一定的局限性，只能治疗比较小、且表浅的肿瘤，可作为鼻咽癌外照射后的局部补充照射治疗手段。

随着核技术科学、放射物理学和计算机技术的进步，现代近距离治疗日益朝微型化和精确化方向发展。与外照射相比，近距离后装放疗具有剂量分布适形度高、分次剂量大的优点，适用于计划性外照射后局部推量放疗、外照射后残留病灶推量放疗及复发病灶的放疗。

1. 鼻咽癌近距离放射治疗适应证 ①早期鼻咽局限病灶的患者。②常规外照射放射治疗后，鼻咽有局部残留的患者。③根治性放射治疗后，鼻咽局部复发的患者。

2. 鼻咽癌近距离放射治疗禁忌证 ①恶病质。②局部晚期患者。③已伴有鼻咽邻近结构放射性损伤的患者。④对局部麻醉药物过敏的患者。

3. 操作方法及程序 鼻咽癌近距离后装放射治疗操作方法及程序(图 2-8-15)。包括以下几方面：①确定鼻咽肿瘤的部位、大小，并选择适当的施源器。②依不同施源器放置的需要收敛鼻甲，表面麻醉鼻腔、鼻咽或口咽、口腔黏膜。③根据不同施源器，可采用经口腔或鼻腔放置施源器，并进行可靠固定。④在每次治疗前，应在模拟机透视下，采用等中心技术分别摄正、侧位(正交)定位片。⑤设置源驻留位置、各驻留位置剂量参考点距离及参考点剂量，并做几何优化。⑥连接并锁定施源器与治疗机，工作人员离开治疗室，实施治疗计划。⑦治疗完毕退出放射源，取出施源器，结束治疗。

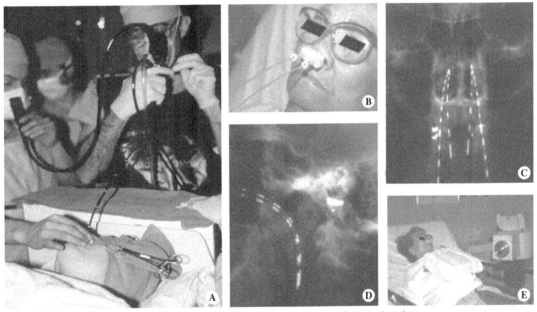

图 2-8-15 鼻咽癌近距离后装放射治疗操作方法及程序

A. 鼻咽内镜下确定鼻咽肿瘤的部位、大小、选择适当的施源器；B. 经鼻腔放置施源器，并可靠固定；C、D. 采用等中心技术分别摄正、侧位（正交）定位片；E. 把施源器与治疗机连接并锁定，实施治疗计划

4. 治疗剂量与分割方法 ①单纯后装放射治疗：总量 DT 40~50Gy。②配合外照射的后装放射治疗:早期鼻咽癌鼻咽病灶外照射 DT 55~60Gy 后,加后装治疗总量 DT 10~25Gy。常规外照射 DT 66~70Gy 后,鼻咽局限残留病灶者,加后装治疗 DT 10~15Gy。常规外照射放疗后鼻咽局部复发的患者，再程外照射 DT 40~45Gy 或 DT 50~54Gy 后,加后装治疗 DT 25~30Gy 或 DT 20Gy。③分割方法:3~5Gy/次，2~3 次/周或每次 8~10Gy，每周 1 次；配合外照射的后装放疗，总量 DT 15~25Gy。

5. 注意事项 ①必须经病理证实为鼻咽癌。②治疗前须确定有腔内近距离放射治疗的适应证。③放置施源器时，应注意尽可能保护周围正常组织和敏感器官。④根据靶区部位和范围，设置源驻留位置和剂量参考点距离不宜过大。⑤鼻咽癌的腔内高剂量率近距离放射治疗最好采用分次治疗方法，每次治疗剂量不宜过大。⑥腔内照射后可能出现后遗症：鼻咽大出血、鼻咽黏膜坏死、软腭穿孔、鼻咽及软腭黏膜纤维化、颅底骨坏死。

（秦继勇 秦 远 易俊林 郎锦义）

第三节 放射治疗后肿瘤残存的处理

对于放疗结束时鼻咽残存灶,应进行病理学活检,如提示为放疗后重度反应,无需加量;如病理证实为残存,应进行局部加量照射或手术挽救。

一、鼻咽原发灶残留

根据根治剂量放疗后的残留病灶大小和部位选择常规缩野推量、腔内近距离后装放疗(适用于浅表残存病灶,一般不超过 5mm 的厚度)、立体定向放疗技术(X 线刀作为鼻咽癌治疗后残留或复发病灶的辅助治疗,适合病变位于咽旁、颅底、海绵窦、蝶窦等)、3D-CRT、IMRT、手术切除或射频消融治疗。并视病灶大小配合化疗。临床可根据情况局部推量照射,剂量不超过 DT 10Gy。

鼻咽原发肿瘤的残存,又分为开放性手术及内镜下微创手术两种,可根据具体复发肿瘤部位、专科技术优势等因素决定。

手术挽救主要用于放疗后局部残存或放疗后局部复发的患者,可考虑对鼻咽原发病灶切除和(或)颈淋巴结清扫术。手术指征要求严格:首次放疗后鼻咽局部残留病灶,观察 2～3 个月仍不消退,较局限或放疗控制后又出现局部复发,且为局限性病变患者;无咽旁间隙及颈鞘的明显受侵;无颅底骨破坏,无脑神经受侵;全身无远处转移;无全身麻醉禁忌证。

二、颈部淋巴结残留

根治性放疗 DT 60～70Gy 后,颈部淋巴结残留率约占 30%。颈淋巴结的残留率与放射治疗前淋巴结的大小有关,淋巴结＞8cm 者其残留率高达 80%;对残留淋巴结≤2cm 者,观察 1～3 个月后约有一半患者残留淋巴结可消退。

根治性放疗后,颈部淋巴结残留或复发,观察 2～3 个月以上仍不消失者,仍有残留且原发灶获得控制的患者,可行颈部淋巴结手术切除,但手术要求转移的颈部淋巴结不固定或虽已固定但颈动脉未受累。单个残存淋巴结可行淋巴结切除术,多个淋巴结残存可考虑颈部分区性淋巴结清扫术。

放疗后颈淋巴结复发者,首选手术治疗;不能手术者酌情放疗或化疗,视治疗效果选择进一步治疗方案。

(李晓江 秦继勇 黄晓东)

第四节 鼻咽癌放疗后残存肿瘤的手术治疗

一、手术治疗行之有效

鼻咽癌生物学特性特殊,好发部位解剖结构复杂。近年来,有关鼻咽癌手术治疗的文献报道,主要是针对放疗后颈部淋巴结及原发灶的残存或复发,且实施手术治疗是行之有效的。

鼻咽癌原发灶放疗后复发或残存者,行二程放疗有效率仅 25%;颈部二程放疗后 5 年生存率仅为 11%～28%。原发灶放疗后复发或残存,手术后 5 年生存率为 44%～51%;颈部复发或残存,手术后 5 年生存率为 25%～67%。

二、手术治疗的手术方式

目前，对于鼻咽部残存或复发的手术方式，主要有以下几种：①对较局限的鼻咽顶后壁复发可用常规硬腭径路手术切除。②对鼻咽侧壁复发可用硬腭径路裂开部分软腭手术切除。③对侵犯到咽旁间隙，而颈内动脉未受累的患者可用上颌骨翻转入路手术切除。④对侵犯到咽旁间隙，而颈内动脉受累的患者，可用颞下窝入路或下颌骨颈侧入路手术切除。⑤对鼻咽顶后壁复发病灶，可用鼻内镜手术切除。经鼻内镜挽救性手术径路直接、创伤小且并发症少；虽然该手术开展较晚，但已取得一定经验；目前正处于萌芽阶段，随访少，且对于手术的适应范围仍有待于进一步探究。

采取何种术式切除残存或复发的颈淋巴结，是目前争论的焦点。

有学者行根治性颈清扫术切除残存或复发的颈淋巴后，对标本进行病理研究发现，32%的患者为多个淋巴结转移，70%～87%的患者有淋巴结外受侵，35%的患者有孤立瘤团残存在肌肉及脂肪中，因此建议行根治性颈淋巴结清扫术。有学者认为，局部淋巴结切除术可行，对颈部单个淋巴结复发或残存患者行单个淋巴结切除术，其5年生存率达53%。

根据既要彻底切除病灶，又要保证患者生存质量的原则，对颈部单个淋巴结患者行单个淋巴结切除术，对颈部多个淋巴结者行根治性颈清扫术。

具备下述条件之一者，术后需联合放疗：对于术中无法完全切除肿瘤，造成残留；全切缘不足，病理学残留；病理发现淋巴结外浸润。

（李晓江　秦继勇　黄晓东）

第五节　复发与转移的处理

一、复发与转移的现状

鼻咽癌复发是指根治性放射治疗后，肿瘤全消持续6个月以上再次出现肿瘤。临床上，有10%～25%鼻咽癌患者经根治性放射治疗后，会有鼻咽和(或)颈淋巴结复发。复发出现的时间，一般在首程放射治疗后1～3年内最多，占70%～85%。

随着影像学的发展和IMRT技术的应用，原发鼻咽癌的局部区域控制率明显提高。鼻咽癌IMRT治疗后的长期生存结果显示，5年局部复发率约为10%，区域复发率约为5%，复发率较二维常规放疗时代明显下降。

临床对鼻咽癌复发的诊断，常常需要与肿瘤残留相鉴别，需准确判断肿瘤残留、复发与放疗后血管神经性水肿或组织纤维化，确定是否推量或接受再程放疗。

临床检查怀疑鼻咽或颈淋巴结复发者，必须经病理活检证实。同时，要区分是野内复发还是边缘复发，野内复发的肿瘤，必须仔细评估病变范围，包括彻底的体检、适宜的放射影像检查或其他检查。

二、复发鼻咽癌的治疗

复发鼻咽癌可供选择的治疗方法有很多，但治疗效果仍然差强人意；各种手段都有其明显的优势和局限性，且缺乏高度个体化的治疗方案选择指南。

既往研究显示，一般情况较差、生活质量(KPS)评分较低的鼻咽癌复发患者，应接受最佳营养支持治疗。一般情况较好的鼻咽癌复发患者，可根据分期选择治疗方案，早期的患者，再程放疗和手术挽救治疗效果均较为理想；局部晚期患者，需要联合放化疗，根据病灶大小、位置、复发间隔时间等选择放化疗方案、放疗技术和处方剂量等。

三、复发病灶的再程放射治疗

(一)再程放射治疗原则

放疗后肿瘤复发，由于细胞组成的改变，纤维化的加重，其他瘤内、瘤外因素改变和肿瘤的局部血液供应减弱，导致对放疗更抗拒的乏氧细胞形成，使复发肿瘤有可能获得对再次放疗的抗拒性。但再程放疗，仍然是复发鼻咽癌的主要治疗手段。

再程放射治疗原则：①复发病灶的再程放射治疗，原则上仅照射复发部位，一般不做区域淋巴引流区的预防照射。②对于已出现脑、脊髓放射性损伤的患者，慎行再程放射治疗或不主张再程常规外照射放疗，采用化疗。

氨磷汀的临床使用可能是有价值的，但尚需行进一步证实。

(二)再程放射治疗技术及剂量

采用单纯外照射或外照射联合近距离放射治疗，三维适形或调强适形放射治疗。多考虑设小野、多野及与首程放射治疗不同照射部位、不同入射角度的放射治疗计划，DT 60~70Gy。

(三)鼻咽和(或)颈淋巴结再程放射治疗

1. 鼻咽复发 放射治疗后 1 年内，尽量不采用再程常规外照射，放疗选用辅助化学治疗、近距离放射治疗、γ 刀、X 刀治疗或调强放射治疗。

2. 颈淋巴结复发 放射治疗后 1 年内，建议手术治疗，不能手术者可采用化学治疗。

3. 鼻咽局部复发和(或)颈淋巴结复发 ①放射治疗后 1 年以上者，可给予二程放疗或二程根治性放疗，肿瘤范围较大者可配合诱导化疗和(或)同时期放化疗。②局限性的鼻咽复发灶，可选择手术切除或单纯外照射或外照射联合近距离后装照射。

(四)再程放射治疗并发症

再程放疗所致放射损伤不容忽视，再程放疗的严重并发症包括放射性脑损伤、鼻咽黏膜坏死出血、后组脑神经损伤、听力丧失和张口困难。

(秦继勇　李晓江　黄晓东)

第六节　远处转移病灶及放射治疗原则

鼻咽癌放射治疗后 5 年内的累积远处转移率为 20%~45%，颈淋巴结局部晚期($N_{2~3}$)患者的远处转移率高达 80%。骨、肺、肝和脑转移最常见。

诊断依据病史、症状、体征、实验室资料及影像学资料(超声波、全身骨扫描、X 线片、CT、MRI 或 PET-CT 等)。

鼻咽癌出现远处转移选择以化疗为主的多学科综合治疗，姑息放射治疗对缓解症状和延长生存期具有积极的作用。

1. 骨转移 局限病灶、广泛病灶化疗后疼痛剧烈部位，局部姑息性照射；或分割照射，2~3Gy/次，5 次/周，照射总量 DT(30~50)Gy/(3~5)周。

2. 肺、肝转移病灶 单个病灶患者，采用局部小野照射；或常规分割照射，2Gy/次，5 次/周，照射总量 DT（50～60）Gy/5～6 周。

3. 脑转移灶 脑转移灶采用全脑联合残留病灶缩野照射；先用全脑照射；2～3Gy/次，5 次/周；照射至 DT 25～30Gy 后，对残留病灶给予缩野，局部照射至照射总量 DT 50～60Gy。对脑转移灶放射治疗时要配合使用 25%甘露醇联合地塞米松对症治疗，以减轻脑水肿的发生。

4. 其他器官单个病灶 可配合手术治疗和（或）姑息性放射治疗。

（冯　梅　秦继勇　黄晓东）

第七节　放射治疗的不良反应及临床处理

根据放射反应出现的时间和表现分为急性放射反应（从放射治疗开始至 3 个月内）、亚急性放射反应（放射治疗后 3～6 个月）和慢性放射反应（放射治疗后 6～12 个月）。

放射治疗期间对患者临床观察、分析、处理应该具有针对性，重点观察肿瘤消退情况、正常组织损伤情况、肿瘤相关并发症（大出血、窒息、穿孔、脑疝等）和治疗相关并发症（肿瘤消退太快，引起的穿孔、大出血、正常组织损伤等）。

一、放疗前准备

（一）明确诊断和分期

明确诊断应包括现病史、既往史[高血压、糖尿病、心脏病、慢性肾病、乙型病毒性肝炎、肺结核、鼻咽癌和（或）其他肿瘤家族史等]、籍贯、居住地域和个人生活习惯（饮食、吸烟、饮酒等）。

此外，还应明确临床表现（七大症状、三大体征）；体格检查：KPS、五官科检查、颈部触诊、脑神经检查、听力检查；特殊检查：间接鼻咽镜检查、光导纤维鼻咽镜检查、活检；影像学检查：头颈部 CT / MRI、X 线片、颈腹部超声、骨 ECT；实验室检查：血清 EBV（VCA-IgA，EA-IgA）检查、血象、血生化、肝功能等，分期及肿瘤大小和部位。

（二）相关功能评价

1. 营养状态评价 评估患者是否有显著性体重减轻（>10%体重），是否有治疗前因疼痛或肿瘤进展引起的吞咽困难；此外，评估患者的言语及吞咽功能、KPS、眼科及内分泌等，必要时进行多学科会诊。

注册营养师在治疗前对患者进行饮食咨询，治疗后对患者规律随访，直至患者营养状态稳定。早期临床干预及止痛治疗，有助于改善患者疼痛状态及后期的营养状态。对于进食困难导致体重明显下降、电解质紊乱和营养欠佳的患者，可行静脉营养支持或鼻饲管营养支持，以改善营养状态和维持电解质平衡。

2. 确定治疗原则和治疗技术

3. 签署知情同意书或委托书 必须告诉患者治疗的目的、不良反应、潜在的放疗并发症，如果可能，还要告诉患者依从推荐治疗所能得到好处的概率或可能性。其他的治疗选择，包括手术和化疗也应与患者商议。当患者同意接受推荐的放疗时，开始治疗前必须得到患者签署的知情同意书或委托书。

4. 放疗前的口腔处理（请口腔科会诊），尽量除去口腔龋齿、残根或义齿。

5. 并发症处理 患者如合并感染、糖尿病、高血压、心脏病等内科疾患，需要先到相应的科室进行治疗，病情稳定后才开始放化疗。

6. 注意保护照射区内皮肤、黏膜，及时治疗头颈部感染病灶。

7. 应用抗生素类制品滴鼻及滴眼，或用眼膏涂抹眼球结膜处，防止球结膜炎或角膜溃疡。

二、放疗中注意事项、评价及放射反应的处理

（一）放疗中注意事项

每周应详细记录肿瘤情况（原发灶和颈淋巴结），评价急性不良反应、放疗反应美国放射治疗协作组（RTOG）分级、化疗反应 WHO 分级、监测血象和营养摄入情况。EB 病毒 DNA 检查，推荐放疗期间，间断行 2～3 次 EBV DNA 检测。

（二）放疗中期评价

放射治疗剂量 DT 50Gy 时，应进行疗中疗效评价，对患者进行临床体检、间接鼻咽镜、光导纤维鼻咽镜、增强 CT/MRI、颈部彩超、疗效 WHO/实体瘤疗效评价标准（RESIST）评价。疗中评价可对肿瘤的放疗敏感性进行评价，并作为缩野的依据，及时调整治疗计划。

（三）放疗中常见放射反应的处理

1. 全身反应 主要表现为失眠、头晕、乏力、恶心、呕吐、胃纳减退、味觉异常、白细胞减低等，其反应程度因人而异。轻微者，无需特殊处理；较重者，给予对症处理。诱导化疗或同期放化疗的患者，其全身反应可明显加重，需给予对症处理。

2. 局部反应 主要表现为皮肤、黏膜和腮腺的急性反应，反应的程度与分割照射方法、照射部位及照射面积有关。

（1）皮肤急性反应：皮肤及附属器中，皮脂腺对射线最敏感，其后依次为毛囊、表皮、汗腺。皮肤的放射敏感性女性高于男性，儿童皮肤较成人敏感，60 岁老年人皮肤对射线反应迟钝。按临床出现的时间和表现，分为 3 级：①放射性干性皮炎（Ⅰ度）：常出现在放疗开始后 3～4 周，表现为皮肤红斑、瘙痒、灼热感、干性脱皮、色素沉着、毛囊扩张、毛囊性丘疹和脱毛等。②放射性湿性皮炎（Ⅱ度）：常在放疗 5～6 周时出现，表现为表皮起水疱、表皮浮起、血清渗出和脱皮。③放射性溃疡性皮炎（Ⅲ度）：Ⅱ度湿性皮炎未愈和皮肤损伤进一步加重，皮肤破溃合并感染形成溃疡，深达真皮层时常难以愈合。

发生皮肤急性反应时，应保持照射野皮肤清洁、干燥，忌用碘酒、红汞、胶布等。Ⅰ度放射性皮肤反应，一般不用处理，如瘙痒可用 3%薄荷淀粉局部使用。Ⅱ～Ⅲ度皮肤反应可用维生素 B_{12}、氢地油及抗炎安肤油剂外用，以防合并感染，同时局部使用促进表皮生长的药物，Ⅲ度皮肤反应应密切观察必要时停止放疗。皮肤急性反应轻者 7～10d、重者 2～3 周可完全愈合。

（2）口腔、口咽黏膜急性反应：口腔黏膜内面衬以未角化的复层扁平鳞状上皮，这些上皮细胞更新速度较快，具有较高的放射敏感性。口腔黏膜上皮屏障的丧失，可因物理、化学、微生物作用而增加。黏膜炎是黏膜及其深面软组织的广泛组织炎症，典型的黏膜表现是红斑、溃疡和伪膜形成。黏膜炎严重程度，与每天照射剂量、累积照射量及照射组织的面积有关。

黏膜炎发生和好转的模式，取决于治疗。如果按 3 周间隔化疗方案，黏膜炎通常发生在给药 7～10d 后，并在持续 5～10d 后好转。每周给药的化疗方案，引起的黏膜症状分级增加相对缓慢，在化疗减量或停止时好转。放疗引起的黏膜炎在放疗开始后 2～4 周出现，尽管偶尔有患者在放疗结束后出现黏膜炎加重，但症状通常在第 5～7 周达到顶峰。放疗引起的黏膜炎需要 4～12 周才能恢复，一些患者在相当的一段时间内出现有症状的持续性溃疡。必须指出的是，3～4 级黏膜炎

的发生率在单纯放疗中为 25%～35%，但在加入同步化疗后增加到 40%～100%。

急性黏膜炎是由于口腔黏膜下层出现水肿、白细胞浸润、毛细血管扩张、内皮细胞肿胀、基底层的干细胞丢失及移行细胞增殖受抑制所致。急性黏膜炎也会导致上皮细胞数逐渐减少。继续放疗后，因存活的黏膜细胞生存率高，使细胞群体增加，使细胞死亡与再生之间达到平衡。然而细胞的再生与死亡不可能始终保持平衡，因而黏膜可出现部分或完全剥脱，表现为斑片状或融合状伪膜。随残存黏膜干细胞的再生，黏膜炎可逐渐愈合。

在放疗第 1 周，黏膜红斑为典型表现，约 2 周后，红斑发展为黄白相间的小斑块，即斑片状伪膜炎。这种伪膜由死亡的表皮细胞、纤维蛋白及多形核白细胞在口腔潮湿环境中混合而成，这时黏膜细胞的死亡与黏膜干细胞再生基本平衡。至第 3 周时，随着剂量增加、照射区域扩大，细胞死亡将超过再生，斑片性伪膜炎逐渐发展为融合性伪膜炎，并伴有明显的疼痛感。黏膜炎最早出现、最为严重的部位是软腭、扁桃体两侧、颊部、舌边缘及咽壁。

口腔不适感常在放疗 2～3 周时出现，表现为口干、咽痛、干咳等。局部表现为口咽、软腭及咽后壁黏膜充血、伪膜形成，严重者伴有溃疡、出血及脓性分泌物，甚至坏死，临床有明显疼痛、进食困难或有出血倾向，严重限制患者获得充足的水分与营养，妨碍口腔清洁或成为感染入口，并影响说话。大分割、超分割放疗及同步放化疗的患者，可出现严重的急性口咽黏膜反应。影响患者的生活，并迫使医生终止放疗，以缓解急性症状；有时，放疗尚未达到治疗剂量，便被迫终止，可能导致治疗失败。

预防黏膜反应，主要是制订仔细周密的放疗计划，以减少正常组织照射量及对症处理。患者应保持良好的卫生习惯、保证口腔卫生，用软牙刷和碱性牙膏每餐后刷牙；同时，可采用漱口水(醋酸氯己定含漱液、1∶2000 高锰酸钾或 3%过氧化氢、盐酸苯海拉明)含漱、薄荷润喉片等药物、消炎喷剂、含麻醉剂的含漱液(0.5%～1.0%的普鲁卡因液或乙酰氢考酚、对乙酰氢考酚-可待因混悬液及吗啡溶液)含漱、促进黏膜愈合的制剂、中药散剂(青黛散、冰硼散)涂抹溃疡面，严重者可使用抗生素、药物雾化(地塞米松及 α-糜蛋白酶)吸入治疗。进食困难者，可进行鼻饲或静脉输液补充蛋白质及其他营养液，局部及全身抗炎治疗，严重者应暂停放疗。

(3)急性放射性腮腺炎：腮腺细胞具有较低的有丝分裂速度，属于中度放射敏感组织。腮腺的浆液腺泡细胞对射线敏感，易受放射损伤。腮腺受射线照射后，可造成局部急性充血、水肿，急性放射性腮腺炎可由腮腺导管阻塞、腺泡扩张、涎液淤积等所致，患者在放疗 1～3d 时可出现腮腺区肿胀、疼痛、局部压痛，严重者局部皮肤红、皮温增高，并伴有发热、张口困难。急性放射性腮腺炎关键在于预防，一般无须特殊处理，嘱患者进清淡饮食、含漱、注意口腔卫生；放疗前告知患者，前几次放疗，尽量不要吃任何可能导致唾液分泌增加的食品。连续放疗 3～4d 后症状可自行消失，严重合并感染者伴发热，可给予抗炎治疗。

(4)鼻腔、鼻咽黏膜炎：鼻咽涕且黏稠等，可使用鼻咽冲洗器，每天 1～2 次，保持鼻咽清洁，但注意禁止用力冲洗，以防鼻出血。也可用糜蛋白酶等滴鼻，以稀释浓稠的鼻涕。鼻干可使用鱼肝油、薄荷滴鼻液缓解症状。若有鼻出血，量小可使用呋麻滴鼻液滴鼻，量大须尽快到近医院治疗。

三、放疗后疗终评价及放射性损伤的处理

(一)放疗后疗终评价

最终放射治疗疗效评价，急性和后期放疗、化疗不良反应评价。疗终评价可确定疗效，如有残存，决定进一步处理方法。

(二)放疗后常见放射性损伤的处理

1. 放射性唾液腺损伤 射线杀伤分裂期唾液腺浆液细胞,干细胞死亡及纤维基质破坏导致腺体慢性萎缩,不仅唾液量减少,其成分与物理性质也发生改变,临床表现多为不可逆性口腔黏膜干燥。放疗结束后,唾液基础量减少,但仍持续性、反射性分泌碱性物质及浆液泡的水样分泌物,对牙、口腔黏膜、牙龈及下颌骨造成进行性损害,引发感染、龋齿,甚至咀嚼、吞咽和说话困难。

放疗结束后,腮腺功能的恢复程度,与腮腺受照剂量显著相关。IMRT 技术的应用,显著减少了中、重度口干的发生率。其发生率与照射剂量相关,TD 5/5 的剂量是 DT 50Gy,TD 50/5 的剂量是 DT 70Gy。

放射治疗期间,可选用氨磷汀进行直接保护;毛果芸香碱可通过刺激唾液腺表面的毒蕈碱受体增加唾液分泌量,可减轻残存部分唾液腺功能患者的口干感觉。

放疗后,可继续使用毛果芸香碱,还可选用针灸、电刺激疗法、高压氧治疗、复合唾液替代物(人工唾液);避免使用降低唾液流率和导致口腔不适的任何药物,包括抗胆碱能药、抗抑郁药、抗组胺药、抗高血压药、抗精神病药、抗帕金森综合征药、利尿剂、咖啡因、麻醉剂、催眠药和镇静剂。随访期间口干的患者,可采用人工唾液替代物,缓解放射性口干导致的症状。

因咀嚼有助于刺激唾液分泌,鼓励患者经常呷水或吮冰屑,进食胡萝卜等食物、咀嚼无糖或木糖醇胶,均可能有益于唾液分泌功能不全的患者。口腔干燥患者易发生龋齿,故不应食用含糖食物或酸性食物。进软食、刺激性小的食物,尤其冷或凉的流质食物如冰激凌对口腔干燥有益,在患者的床旁或室内放置加湿器可提高患者舒适度,经常使用碱性盐溶液漱口可能有助于口腔湿化及卫生。

2. 放射性中、内耳炎及听力下降

(1)放射对中耳和内耳毛细管和其他纤细脉管系统造成损伤,由于毛细管充血,毛细管通透性增加,严重的渗出、水肿,导致急性血管瘤或中耳(中耳炎)和内耳(迷路炎)的急性炎症。

听力下降可分为感音神经性听力下降,包括耳蜗、听神经(渗出性中耳炎是间接因素)损伤;传导性听力下降,包括咽鼓管、鼓室、乳突损伤。

患者起初有耳部闷胀感,继有耳痛、鼓膜穿孔与外耳道溢脓液表现,常在放疗 3～6 个月发生。急性浆液性中耳炎,TD 5/5 的剂量是 DT 30Gy,TD 50/5 的剂量是 DT 40Gy;慢性浆液性中耳炎,TD 5/5 的剂量是 DT 55Gy,TD 50/5 的剂量是 DT 65Gy。

放射性中耳炎穿破鼓膜道溢液时,除保持引流通畅,勿进脏水、脏物外,可采取以下措施:0.5%氧氟沙星滴耳液滴耳,2 次/d,6～10 滴/次;0.25%氯霉素 10ml 联合泼尼松龙 1ml 滴耳,每日数次,必要时使用抗生素静脉滴注。

(2)鼻咽肿瘤和放射损伤均可以导致听力下降:放射损伤导致的听力下降包括:分泌性中耳炎导致的传导性听力下降和耳蜗损伤导致的感音神经性听力下降。

感音神经性听力下降,目前尚没有标准的治疗方案,采用激素可能可以减少内耳水肿和炎症,但疗效不肯定。减少感音性听力下降最好的方法是限制听觉系统、尤其内耳的放疗剂量。依据 2010 年 QUANTEC 推荐标准,耳蜗平均剂量 DT≤45Gy 时,4kHz 时的听力损伤发生率<30%;联合使用顺铂时,限制剂量需进一步降低。

3. 放射性下颌关节炎、牙关紧闭 放射性下颌关节炎、牙关紧闭 TD5/5 的剂量 DT 60Gy,TD 50/5 的剂量是 DT 72Gy。放射治疗损伤了下颌骨关节和咀嚼肌,颞颌关节的损伤导致颞颌关节功能障碍。其特点是下颌运动幅度减少,表现为张口时颞颌关节抽搐、疼痛、张口困难、门齿距缩小,因此导致口腔张开受限。颞颌关节纤维化最常见和最严重的表现是牙关紧闭。当牙关紧闭很严重时,患者无法进食固体食物,其口腔卫生变差,而且无法接受如留置导管的操作。牙关紧闭通常发生在治疗结束后 1 年内,并逐步加重。

长期坚持行张口锻炼及转颈锻炼,可预防咀嚼肌功能障碍、张口困难、转颈障碍。放疗后颞颌关节功能障碍的康复治疗,高危及其在放疗前已发生牙关紧闭的患者,每天应进行颌伸张练习,以增加口弓或切牙间的距离。许多方法都可使用,如商业性颌伸张器、价格便宜的多层舌板、细软木或叉形木夹,这些器械叉在上下牙之间,增加上下牙之间的距离,直到略感疼痛,每2h可做30s练习。另外,每隔几天,可增加舌板厚度或将较厚的软木放于上下牙之间,以增加切牙的距离,伸张咀嚼肌。高强度的物理治疗,可能终止症状加重,然而已经出现的症状却很难恢复。

4. 放射性下颌骨骨髓炎、骨坏死 骨组织由于受到电离辐射后营养骨的血管损伤、血循环障碍,而导致的骨块或骨片坏死称为放射性骨坏死。与上颌骨相比,下颌骨牙龈的血供较少,故更易暴露、坏死。其TD 5/5的剂量DT 60Gy,TD 50/5的剂量DT>75Gy。

口腔颌面部软组织也常受到放射损伤,引起局部血运障碍,易受感染发生组织坏死,产生恶臭,并可形成口腔与面部的洞穿性缺损。如发生在上颌骨,可造成口腔上颌窦瘘。部分患者可反复多次出血,甚至大出血。

放疗前有龋齿未处理或下颌骨过量照射,可导致骨髓炎或骨坏死,X线片可见下颌骨骨质破坏、甚至坏死。临床表现为局部红、肿、热、痛和压痛。

放射性骨坏死的早期,可进行对症处理,如高压氧、全身支持治疗及适当应用抗生素,部分患者病变可获控制甚至消退。如经过一段时间的治疗仍未奏效,应在高压氧配合治疗下及时进行病变骨的手术切除,从而缩短病程,提高疗效。以往对放射性骨坏死,多主张待死骨分离后再进行手术。由于本病呈持续缓慢进展,死骨形成时间长,使患者长期受反复发作的痛苦,机体也随之慢性消耗而衰竭,对手术治疗反而不利,因而目前多主张充分做好术前准备,加强支持治疗,必要时给予少量多次输血,控制急性感染后,争取早期手术治疗,一般采取死骨刮除术。手术范围不论是死骨刮除或颌骨截除,甚至皮瓣移植,均要求手术边界必须达到血供较好的健康骨组织;否则,仅做局部病变区刮除死骨,常难奏效且易导致复发,甚至加速扩大感染。对于大出血患者,应立即急诊手术,以达到止血目的为主,无须进行大手术,即使还有小量出血,用碘仿纱条压迫也可达到止血目的。出血控制后再继续分次清除病变,为加速肉芽生长,可辅助应用伤口保护剂(康复新溶液、肉芽刺激剂或配合高压氧)。研究显示,高压氧用于辅助治疗放射性骨和软组织坏死已取得良好的效果。

大部分骨的暴露在保守治疗后,可自行愈合。小范围的骨暴露(小于1cm)一般数周至数月可自行愈合;大面积骨暴露所需愈合时间长,可致骨坏死。若坏死骨暴露,则易导致感染,继而可波及临近甚至远距离的骨。

5. 放射性龋齿 鼻咽癌放疗后,患者唾液腺损伤导致分泌唾液量减少,致缺乏唾液清洁牙齿;唾液质量变黏稠,口腔酸度增加,便于细菌繁殖;另一方面,射线可直接损伤齿槽骨及供血血管,可导致放射性龋齿发病率增加,从而促进口腔菌群及更多的促龋齿菌群的生长。临床表现为牙质疏松、碎裂、变黑,导致牙根冠交界处断裂,形成全口腔牙齿尖利、参差不齐的黑色残根。

患者需要接受大量的关于口腔保健和避免放疗引起龋齿预防策略教育。口腔保健应包括使用处方强化氟化物治疗,因为该药物可以持续减少牙齿的不良晚期反应。为避免发生放疗后龋齿,所有患者在放疗前必须进行全面的牙齿检查、评估。

接受放疗的患者,必须在开始治疗前10~14d将不活动的、不能保留的牙齿拔除,这将保证足够的修复时间。患者需进行全面的牙齿预防,包括去垢、残留牙根的摘除及打磨,用牙洁丝除去牙齿上的斑,每天定时用1%的过氧化氢或3%的复方硼砂漱口液漱口,坚持长期应用含氟牙膏,建立正确的刷牙习惯。使用口腔唾液替代剂或刺激剂,尽量避免使用含蔗糖成分的食物或饮料,一旦形成龋齿应及时修复。作为医务人员,我们的职责是评估口腔保健方案的顺应性,并在出现问题时将患者转至口腔卫生专家处理。

放疗后每3个月进行1次牙科检查,给予常规的牙齿保护措施。放疗后1~3年内勿拔牙,若需拔牙,最好每次只拔1个,并尽量减少对周围组织的损伤,当创面完全愈合后,可再拔其他牙齿。如确需拔牙，拔牙前后各 1 周常规应用抗生素，直至创面愈合，以降低放射性骨坏死的发生率。有研究者赞同拔牙前进行高压氧治疗。一旦出现放射性骨坏死，可先保守治疗，应用抗生素及高压氧舱治疗，保守治疗无效者行手术治疗。

6. 放射性垂体功能低下 垂体功能受损时，临床表现为性欲下降、阳痿、月经减少、月经不规则、闭经及甲状腺和肾上腺皮质功能减退等。当整个垂体受照射时，TD 5/5 的剂量是 DT 45Gy，TD 50/5 的剂量 DT 200～300Gy。

7. 放射性眼部损伤 眼睛是一个复杂的器官，由于放疗剂量和分次量不同，眼睛的各个不同结构对放疗的反应也不相同。角膜、结膜和巩膜的反应，经由复层上皮基底层的损伤，累及纤细的脉管系统，形成急性炎症和水肿，随后发生慢性和迟发纤细脉管系统退行性病变。

(1)眼睑：像皮肤，由红斑开始发展到干性和剥脱性皮炎，晚期反应有毛细管扩张、皮肤及皮下组织萎缩。

(2)眉毛和睫毛：脱落。

(3)睑结膜：点状至融合片状伪膜炎，出现角质化，表面粗糙、角质样变。

(4)球结膜：表现为逐渐发红，后出现非特异性的结膜炎、畏光及黏稠分泌物。

(5)角膜反应：包括角膜周围炎、角膜水肿、表浅点状或深部角膜炎、角膜溃疡、角膜穿孔和坏死。晚期、肿瘤侵入眶内时，易发生角膜反应，治疗的主要目的在于缓解患者的不适。角膜炎应经常应用眼睛润滑剂、抗生素眼膏或滴眼液治疗，剧痛者可用 0.5%～1%的丁卡因滴眼等。

(6)虹膜睫状体炎：是晚期反应，表现为脉管扩张、视物模糊、疼痛、不能注视及瞳孔固定。该反应是由于对前房过量照射引起的，照射 DT 50～60 Gy 剂量，会由于炎症而出现青光眼、血管扩张、后房粘连(虹膜晶状体)、前房粘连(虹膜角膜)。随后，影响或阻塞房水到巩膜静脉窦的流动，导致眼内压增高。部分患者经外科治疗可缓解眼压，挽救眼睛和视力。

(7)晶状体：射线直接损伤晶状体前表面上皮细胞，干扰和中断了晶状体纤维有序分化和沉积，产生放射性白内障，可逐渐发展到晶状体浊斑，其所需的放射剂量依赖于剂量率和射线的质，导致视力下降。晶状体的混浊不透亮可以稳定多年，然后才发展为成熟白内障，白内障成熟后，可行手术摘除。

(8)视网膜：放射性视网膜病是纤细血管组织发生病理改变的结果。4 周时间给予 DT 40Gy 以上的剂量就可能产生改变，6 周给予 DT60 Gy 的剂量可产生血管损伤，导致组织梗死、形成渗出物、出血和视力下降。严重的患者可产生能引起视网膜脱离的病变包括水肿、充血，随后引起视网膜外层萎缩、视野受限，甚至完全失明。有资料显示，所有眼球后极接受放疗总剂量超过DT 45Gy 的患者，视网膜均有一定程度的损害，但是绝大多数视力不受影响，视力减退的患者接受放射剂量均在 DT 65Gy 以上。放射性视网膜病与糖尿病性视网膜病相似，根据有无长期糖尿病史可以鉴别。对放射性视网膜病尚无有效的治疗方法，关键在于严谨认真的治疗技术，视网膜受损尽量减少。

(9)视神经和视交叉：临床表现为视物模糊甚至完全失明，放射损伤与治疗高剂量有关，TD 5/5的剂量是 DT 50Gy，TD 50/5 的剂量是>DT 65Gy。经 5 周给予 DT 50～60Gy 的剂量可以产生，更重要的是与单次量的增加有关(2.5Gy/次)，可以导致失明。近年，立体定向放射技术的发展，提示单次剂量 DT≥7Gy，可导致视神经阶段性脱髓鞘改变而发生眼盲。目前，对视神经的损伤尚无有效的治疗方法，关键在于预防，如常规分次中，注意控制视神经的总剂量在 DT 60Gy 内，立体定向放疗过程中应避免视神经接受单次剂量高、疗程短的分次方式照射。

(10)泪腺：常规 DT 40～50Gy 的剂量照射后，泪腺分泌受到抑制，会产生干眼综合征、黏稠分泌物增加及激惹，可导致继发感染，产生鼻泪管堵塞，还可导致严重的角膜炎、角膜穿孔甚至眼球穿孔。治疗的关键在于预防感染，应用人工泪液有一定帮助。鼻泪管堵塞，可行插管术或泪囊鼻腔造孔术。

8. 放射性脑、脊髓损伤 放射性脑、脊髓损伤的发病机制可能与射线直接损伤脑脊髓组织

(主要原因)，脑脊髓供血血管损伤和机体对放射损伤产生变态反应有关。

照射剂量达 DT 60～70Gy，可直接引起脑脊髓神经细胞不同程度的营养不良及坏死，细胞数目减少，胞质呈空泡、脂肪变性，白质纤维呈脱髓鞘性改变，神经胶质细胞反应性增生。放射性脑、脊髓损伤的病理基础是血脑屏障破坏、通透性增加，从而使脑组织水肿、颅内压增高，临床表现为头痛、恶心、呕吐和意识障碍等。

早期迟发损伤典型者出现于照射后 1～6 个月，病理改变以脱髓鞘为主，临床主要表现为脑部照射后的嗜睡和脊髓照射后的 Lhermitte 综合征。晚期迟发反应的病理改变主要是脱髓鞘、血管闭塞、血栓形成和最终坏死；可为局灶性，也可为弥漫性，但多限于白质。

脑组织属晚反应组织，α/β 为 2～3，多程放疗、大分割剂量、照射总剂量是放射性脑损伤的主要影响因素，照射体积及个体放射敏感性差异也是重要因素。合并化疗、动脉硬化、高血压、老年患者等因素，会降低脑脊髓的放射耐受性。

因此，对有长期存活希望的患者，当照射脑组织较多时，单次量不宜过大，一般不超过 DT 2Gy/次。多程放射治疗，是放射性脑损伤发生率上升的最重要的肯定因素。

(1)放射性脑脊髓损伤：潜伏期 1.5～6 年，无症状发生率 16%，单程放射治疗发生率 1.06%～1.3%；二程潜伏期 2.9 年，三程 1.9 年，发生率高达 7%。受照区内的脑(常以颞叶为主)、脑干及脊髓可出现相应的临床症状。CT、MRI 是目前诊断放射性脑脊髓病的常用方法，MRI 检测的敏感性高于 CT，表现为局部水肿、梗死或坏死，严重影响患者的生存质量。

目前，尚无逆转放射性脑脊髓病的方法，但仍应给予积极治疗。可用神经营养药、血管扩张剂、血管活性药物、维生素类、活血化淤中药、脱水剂、激素和高压氧等治疗，以促进局部血液循环、抗动脉硬化、抗血栓、增加血氧并消除水肿。大剂量皮质激素是脑放射性损伤的最主要治疗手段，可减轻早期大脑和脊髓损害，但对脑干型效果差。

急性放射损伤主要表现为脑水肿，应用皮质激素及降颅压药物可以有效控制脑水肿。早期迟发反应的治疗原则是大剂量给予皮质激素(地塞米松 10～20mg 或氢化考的松 100～200mg，每日静脉滴注，连用 5～10 天后改用口服治疗)，改善局部微循环(低分子右旋糖苷、甘露醇)，血管扩张药(可选用尼莫地平 40mg，3 次/d，也可选用长春西汀片、长春胺、地巴唑、曲克芦丁、阿来三嗪、脉适宝等)、抗凝剂、抑制血小板聚集(肠溶阿司匹林)药，扩张脑血管、增加脑血流量、改善脑组织缺氧的药物。

对于晚期放射性损伤，皮质激素可以改善多数患者的临床症状和影像学检查结果，但对局限性脑坏死伴水肿和占位改变时，可根据具体情况，选用开窗术、分流术或坏死病灶清除术，一般坏死病灶消除后可迅速缓解临床症状。

(2)放射性颞叶损伤：严重程度不一，从没有症状至进行性不可逆的感觉、运动神经功能障碍、癫痫发作，严重者可致死。

放射性颞叶损伤的机制尚未完全明了，少突胶质细胞和血管内皮细胞均有可能是靶细胞。放射性颞叶损伤发生率与颞叶受照剂量显著相关。IMRT 技术对放射性颞叶损伤影响是近几年来的研究热点，RTOG 0615 推荐最高剂量 DT<60Gy，Dlcc<65Gy 作为颞叶的限制剂量。皮质类固醇、神经营养药、血管扩张药、高压氧治疗及手术治疗均在放射性颞叶损伤的治疗中有一定的作用，但总体的治疗效果不理想；目前抗血管生成的单克隆抗体贝伐单抗对放射性脑病也显示出一定的疗效。

(3)智力减退：是放射性脑损伤的功能性表现，在放疗后数周至数十年间均可发生，一般随生存时间延长而加重。智力减退包括智商下降、记忆力减退、适应能力下降、情感和人格障碍等，其症状因患者的年龄、受到照射的脑组织部位、照射剂量、时间分割方式的不同而不同。

放疗后智力下降的治疗应主要针对引起这些症状的脑萎缩和脑软化灶。单个病灶手术切除疗效最佳。多发病灶可以使用激素、脑血管扩张药等，但效果令人失望。临床上主要以对症治疗为主，包括以下方面：①智力锻炼和心理治疗：可明显减轻迟发性放射性脑损伤引起的智力下降症状，改善患者的生活质量，值得引起重视。②脑血管扩张药治疗：脑血管扩张药物(尼莫地平、桔利嗪等)联合抗血小板凝聚药阿司匹林使用，对改善放疗后迟发性脑损伤的症状有一定作用。③中药治疗：一些补肾和活血化瘀的中药联合使用，可能对放疗后迟发性脑损伤的智力下降症状有一定的预防和治疗作用。

9. 喉损伤 喉水肿、喉软骨炎和喉软骨坏死是最常见的放射性损伤。水肿的发生随分次放射量、总量和放射野面积的增加而加重。喉水肿多于放疗后 3 个月内消退，对超过半年仍不消退者应注意有局部残存、复发或早期喉软骨坏死的危险。喉水肿可用超声雾化治疗，必要时可加用抗生素和类固醇激素。喉软骨坏死一旦出现，只有手术切除，目前尚无其他有效的保守治疗方法。

10. 代谢异常 甲状腺在放疗后可以出现逐渐性功能下降。当甲状腺接受超过 DT 60Gy 以上的剂量照射时，结束治疗数年后甲状腺功能减退发生率可达 25%～50%。推荐进行常规的甲状腺功能监测，尤其对于已经出现甲状腺功能减退症状征象的患者。

晚期头颈部疼痛患者可出现恶性体液性高钙血症。尽管预期发生概率变化很大，但晚期复发性头颈部肿瘤患者在死亡前出现高钙血症的概率可达 23%。其标准治疗包括水化、含盐溶液利尿和双膦酸盐。

11. 吞咽功能障碍及误吸 吞咽是一项复杂的功能，需要完整的肌肉、牙齿、血管和神经系统。上述组织中，任一部分出现损害都有可能引起吞咽功能的改变。因此，吞咽功能障碍是放疗最常见和最严重的急性和晚期反应。

放疗引起的急性吞咽困难由水肿和疼痛性黏膜炎引起；放疗在远期可引起无症状的纤维化和组织收缩，并导致功能异常。吞咽困难可以导致进食改变和(或)因热量摄取不足引起体重减少。此外，吞咽困难可以导致误吸，误吸会导致急性和晚期肺毒性。在接受有骨髓抑制的化疗时，误吸性肺炎可导致高并发症发生率和死亡率。误吸在远期可以引起肺纤维化和呼吸功能降低。值得指出的是，轻微的误吸可以促进肺转移。

特别要指出的是，放疗可以引起上段食管狭窄，狭窄引起的吞咽困难可以通过球囊扩张治愈。

为最大限度保留吞咽功能，语言病理学家(speech and language pathologists，SLPs)参与患者早期阶段的治疗非常重要。医务人员同样应该注意提示误吸的症状和体征，一旦出现需快速转诊和评估，包括吞咽时或之后的咳嗽或清嗓；其他的需要 SLP 评估的表现包括鼻腔反流、流涎、食物夹在颊部和食物刺喉。SLP 的作用包括：①确定吞咽异常。②推荐进一步测试。③制订治疗计划。④帮助营养学家建立更充足且安全的进食途径。⑤排除明显的误吸。评估吞咽功能常用的器械检查手段包括改良吞咽和评估吞咽安全性的柔软性内镜。

12. 放射性颈部皮肤萎缩与肌肉纤维化 是鼻咽癌放疗 1～2 年后的晚期损伤，TD 5/5 的剂量 DT 55Gy，TD 50/5 的剂量＞DT 70Gy。严重者见于多程放疗患者，故应严格掌握颈部二次放疗适应证，利用调强适形放疗新技术和电子线照射，以减轻严重程度。临床表现为皮肤与软组织的萎缩和纤维化。颈肌、咬肌纤维化导致颈部、颊部坚硬，软腭会厌硬化，颈部活动障碍，颈部变细，吞咽困难，呛咳。一旦发生，无良好治疗方法。

13. 放射性面颌部淋巴水肿和纤维化 放疗可以损伤头颈部区域的软组织，并导致淋巴水肿(淋巴液性肿胀)和纤维化。在现代分级系统中，淋巴水肿和纤维化会引起永久性的纤维化，后者被认为是软组织损伤的晚期表现。

高能射线根治量放疗后 1～2 个月常有面部、颌下、颏下、颈部肿胀，可伴轻度声音嘶哑喉水肿改变，是因放疗所致颈深部淋巴回流不畅，引起面颈区皮下水肿。一般无需处理，半年左右可逐渐消退。若水肿较重或伴不适症状，可间断用利尿剂、活血化瘀中药，注意预防感冒、感染，以免诱发头面部蜂窝织炎。

淋巴水肿和纤维化可以伴发慢性炎症，损伤会持续或自行固定而导致晚期毒性。一般来说，淋巴水肿和纤维化可累及外部(颈和肩部)和内部(咽和舌)结构，导致非常严重的相应功能障碍。因此，早期诊断和治疗很关键，这应该寻求对淋巴水肿和瘢痕处理有经验的物理治疗师的帮助。

14. 头面部急性蜂窝织炎 头面部正常组织受照后软组织纤维化，淋巴回流障碍，局部免疫功能低下。患者易因风吹、雨淋、着凉感冒或轻度的咽颊炎、副鼻窦炎、毛囊炎或因蚊虫叮咬搔抓等诱发头面部急性蜂窝织炎。

头面部急性蜂窝织炎起病急骤、来势汹汹，头面颈部原受照范围内突然红肿热痛，也可出现颈部淋巴结肿大，可伴全身高热、寒战、头痛、呼吸困难、白细胞增高，延误诊治可致死亡。有淋巴结肿大者，应与鼻咽癌复发鉴别。

可发生在放疗后任何时间，但多以放疗后 1 年内多见。一旦发生本症，应早期积极抗炎治疗，最好静脉给予大剂量抗球菌药物如青霉素类、红霉素类。重症者，应同时给予脱水、激素、口腔清洁剂及对症处理。

四、放疗后注意事项

(一)保护射野内的皮肤

1. 保持放疗区皮肤清洁，避免化学（局部涂抹或敷贴刺激性化学药物、清洁剂、化妆品）及物理(冷风刺激和烈日暴晒，热敷，衣领摩擦，搔抓等)的不良刺激因素。
2. 预防感冒，避免感染，防止发生急性蜂窝织炎。
3. 放疗区皮肤破溃应尽早就诊，以便得到及时和正确的治疗。
4. 严重的放射性皮肤损伤长期不愈，可能需要外科医生的帮助。

(二)注意口腔卫生

餐后及时漱口或刷牙，保持良好的口腔卫生是减少口腔疾病发生的最基本条件和要求，推荐使用含氟牙膏。有条件者，可每年洁齿 1 次。放疗后在急性放疗反应消退前，应避免进食刺激性食物。

放疗后应尽量避免拔牙，在出现牙齿或齿龈疾病时，应积极保守治疗；在所有保守治疗均告失败的情况下，迫不得已时才考虑拔牙；拔牙前一定要告知牙科医生既往接受放射治疗的病史。拔牙前要清洁口腔及牙齿，拔牙后应使用抗生素治疗，以降低口腔及颌面间隙感染率，减少张口困难和发生颌骨放射性骨髓炎或骨坏死的机会。

(三)鼻咽癌放疗后颞颌关节功能障碍的康复治疗

鼻咽癌患者放疗后颞颌关节区及咬肌群区出现低细胞、低氧、低血管现象，导致关节硬化、功能减退，咀嚼肌群呈慢性放射性纤维化，肌群正常伸展和收缩功能逐渐减退，表现为张口时颞颌关节活动障碍、颞颌关节疼痛；造成患者严重进食困难、需要静脉营养甚至胃造瘘以维持营养供给，严重影响放疗后生存质量，给患者造成极大痛苦。

面部的咬肌、颞肌、翼内肌为闭颌肌，收缩可使下颌骨上提，康复治疗是松解上述肌群；翼外肌、舌骨上肌群为开颌肌，收缩可使下颌骨下降，康复治疗是增加上述肌群肌力。

在专业康复治疗医师及经过专业培训的医务人员治疗、指导下，采取以下系统的康复治疗方法：①局部按摩：患者仰卧，治疗师坐于患者头部一侧，双手手指环形揉按颞颌关节、面颊部嚼肌等及颈肩部诸肌群，力量适中，2 次/d，5～10min/次。②关节松动技术：患者仰卧，采取颞颌关节的分离牵引术；在患者双侧第 3、4 磨牙上放置叠成块状的纱布用力咬合法；下颌骨前后方向松动颞颌关节术；张口功能松动术；以上操作 2 次/d，手法要平稳，有节奏，患者无明显疼痛。③张口功能训练法。④叩齿法。⑤漱咽法。同时，配合颈部肩部肌肉锻炼防治颈部肌肉纤维化。

康复治疗的评价指标包括面部、口部肌肉、舌、下颌、腭咽、反射、饮水5级测试、齿科咬合力分布测量等方面。在康复治疗过程中，鼓励和安慰患者坚持治疗。应教会患者及家属掌握正确的康复治疗技巧。

经专业、系统的康复治疗，能促进头颈部组织血液循环、炎性产物的吸收，预防纤维组织粘连，锻炼颞颌关节和咀嚼肌群；有效防止关节强直和肌肉萎缩，降低张口困难的发生率。

(四)饮食要求

不忌口、不挑食、均衡营养饮食。避免食用刺激性或腐蚀性的食物，不吸烟、饮酒，不进食过冷过热、辛辣及粗糙食物等。

(五)定期复查、随访及评估

1. 定期复查、随访 做好定期随访，照射部位应光滑柔软、不粗糙、没有肿胀和溃疡。随访时除应常规查体外，还应行胸部 X 线检查、颈部彩超、腹部 B 超及病灶部位的 CT 或 MRI 检查，以发现病灶残存、复发和并发症。

如果检查结果相对正常，则没必要对原肿瘤部位行活检。如果怀疑肿瘤残存，应行活检证实，并随后给予适当的治疗。

尽早进行专业、规范的语言、听力、吞咽功能的评估、练习张口和康复治疗，定期行口腔评价、采取防治措施。当颌骨在放射野内，放疗后 3 年内不要拔牙，以防出现放射性颌骨骨髓炎或颌骨坏死。因源于上呼吸道、消化道的病灶有多发倾向，大多数的头颈部癌患者应终生定期随访，预防第二原发肿瘤。

首次复诊，根据不同情况可在 1~3 个月。鼻咽原发灶残存，放疗结束后 1 个月复诊；颈部淋巴结残存，放疗后 2 个月复诊。治疗后第 1~3 年内，每 3 个月复查 1 次；第 4~5 年内，每 4~5 个月复查 1 次；5 年后，每年复诊 1 次。复诊包括实验室检查指标(EB 病毒的检测和 6~12 个月查促甲状腺激素水平)、胸部正侧位片、颈腹部超声、CT 或 MRI 等。

2. 随访记录内容、评估 ①肿瘤(原发肿瘤、区域转移淋巴结)消退情况：记录消退时间，如有残留，记录部位、有关检查结果和处理方法。②复发情况：复发部位、时间、检查与处理手段、结果。③远处转移情况：部位、时间、检查与处理手段、结果。④放射后遗症：放射性脑脊髓病、放射性耳损伤、骨坏死、皮肤黏膜损伤、张口困难和第二原发癌等。⑤生存时间：每次随访时间、死亡时间和死因。⑥其他重要的临床表现。

(鞠云鹤 胥 莹 姬卫华 秦继勇)

第八节 鼻咽癌的化学治疗

一、鼻咽癌化学治疗的临床应用

放射治疗是鼻咽癌治疗的基石，Ⅰ期和Ⅱ期鼻咽癌以单纯放疗为主，有学者建议还可加入化疗。2016 版 NCCN 指南建议：Ⅰ期患者行根治性单纯放疗；T_1、$N_{1~3}$，$T_{2~4}$、$N_{0~3}$ 期患者行同期放化疗联合辅助化疗(2A 类推荐)，同期放化疗(2B 类推荐)，诱导化疗联合放化综合治疗(3 类推荐)。随着 IMRT 的应用，鼻咽癌总体治疗效果有所提升，Ⅱ期患者接受单纯放疗能达到满意的生存结果；因此，国内对Ⅱ期患者是否行放化疗综合治疗，仍有一定的争议。

Ⅲ期和Ⅳ期的局部晚期鼻咽癌患者，采用联合治疗模式。有研究证实，同步放化疗可提高局部控制率、无疾病生存率、总生存率和无转移疾病生存率。诱导化疗的作用尚未明确,有 Meta-分析证实,诱导化疗后再行同步放化疗可获得较小的生存优势。

化疗是初诊远处转移鼻咽癌的主要治疗方法,能够取得较高的客观缓解率和较长的疾病缓解期,部分患者还可以获得长期生存:①一线治疗推荐采用含铂双药方案。②二线治疗方案根据以往治疗的方案而定。

在全身化疗将病灶控制之后,可以考虑对原发灶进行高姑息放疗,对主要转移病灶进行放疗或手术切除。

唑来膦酸可以有效减少骨转移患者的骨相关事件。初诊远处转移鼻咽癌患者预后呈现高度异质性,转移病灶的部位和个数、患者的一般情况等均显著影响患者的预后,个体化治疗在Ⅳ期鼻咽癌治疗中有较大的探索空间。

二、化疗药物疗效的预测因素

鼻咽鳞状细胞癌,对多种化疗药物有中度敏感性,对化疗的预期缓解率,会因已明确的预测因素不同而各异。

化疗药物疗效最有效的预测因素,包括分期、状态评分和既往治疗情况:病灶局限,患者的缓解率高于已出现远处转移者;状态评分较好的患者,更可能从化疗中获益;状态评分较差的患者,更容易出现治疗相关毒性;此前的治疗强度越大,后续化疗的有效率越低;对初始放疗抗拒或放疗后,很快复发的患者的疗效尤其差。

三、鼻咽癌化疗药物及方案

同步放化疗,化疗药物多选择顺铂(DDP);诱导化疗及辅助化疗方案多为,顺铂+5-Fu(PF)、顺铂+紫杉醇(TP)、顺铂+紫杉醇+5-Fu(TPF)或吉西他滨+顺铂(GP),每21d1个疗程,共4~6个疗程。

(一)化疗药物在复发或转移性头颈部鳞状细胞癌中的单药活性

化疗药物在复发或转移性头颈部鳞状细胞癌中的单药活性,见表2-8-9。

表 2-8-9 复发或转移性头颈部鳞状细胞癌中单一药物的有效率(Ⅱ期研究)　　　　单位:%

药物	缓解率	药物	缓解率
甲氨蝶呤	10~50	长春瑞滨	20
顺铂	9~40	伊立替康	21
卡铂	22	西妥昔单抗	12
紫杉醇	40	吉非替尼	10
多西他赛	34	**在鼻咽癌中**	
氟尿嘧啶	17	吉西他滨	13~37
博来霉素	21	卡培他滨	23
异环磷酰胺	23	多柔比星	39

1. 顺铂 60~100mg/m² 静脉注射,每 3 周重复,给药前使用 1~2L 液体水化和 12.5~25g甘露醇,给药后使用 1~2L 液体水化、甘露醇和(或)10~20mg 呋塞米;在监测水化的同时,应该补充钾、镁和钠的丢失。顺铂是头颈部肿瘤治疗中最常用的药物,其缓解率与其他单药相似。但顺铂有明显消化道毒性、急性和延迟性恶心和呕吐,需要使用强止吐药物,包括 5-羟色胺 3(5-HT₃)

受体拮抗剂和神经激肽-1(NK-1)受体拮抗剂(阿瑞吡坦)。

2. 卡铂　在体内存留时间比顺铂短，消化道毒性低于顺铂，肾毒性轻微且不常见，耳毒性和神经毒性罕见；但骨髓抑制比顺铂强，有剂量限制性。治疗前不需要强制水化，但同时应用氨基糖苷类会增加肾毒性和耳毒性。卡铂缓解率与顺铂相当，但有更强的骨髓抑制，尤其是血小板减少严重，最低点出现在化疗后 2~3 周，治疗后第 4 周恢复；尤其在多疗程给药后，可能会出现过敏反应。

按照曲线下面积(AUC)给药，计算方法确定条件：性别、年龄(岁)、体重(kg)、肌酐清除率(ml/min)和 AUC 取值。AUC 常取 5~6mg/(ml·min)；肌酐清除率检测复杂，可通过血清肌酐(μmol/L)来计算肌酐清除率，男女计算方法不同。

男性肌酐清除率 = [(140–年龄)×体重×1.23]÷血清肌酐

女性肌酐清除率 = 男性肌酐清除率×0.85

Calvert 公式：卡铂剂量(mg)= 所设定的 AUC mg/(ml·min)×[肌酐清除率(ml/min)+ 25]

3. 紫杉醇　可以高剂量 175~250mg/m^2，每 3 周给药；或低剂量 60~120mg/m^2，每周给药。缓解率为 15%~40%，高剂量方案中性粒细胞减少、神经毒性和过敏反应的发生率较高。

4. 多西他赛　通常 75~100mg/m^2 静脉注射超过 1h，每 3 周重复；或 30~40mg/m^2 静脉注射超过 1h，每周重复。多西他赛神经毒性低于紫杉醇，但高剂量方案出现无力更常见，会发生组织水肿，因此应该使用类固醇预防。

5. 甲氨蝶呤　40~60mg/m^2，静脉滴注超过 15min，每周 1 次是方便标准的单药治疗方案。甲氨蝶呤缓解率和生存率与联合化疗相仿，提高剂量可增加治疗效果，但毒性反应也增加，且不能改善生存率。在治疗 1~2 周后可缓解，但通常需要 4~8 周治疗，因此在放弃该方案前需要足够的耐心。肾衰竭、叶酸缺乏、第三间隙液聚集(胸腔积液、腹水、水肿)可导致严重毒性。

6. 西妥昔单抗　是与表皮生长因子结合的单克隆抗体，因为表皮生长因子在 90%以上的头颈部肿瘤中过度表达，因此西妥昔单抗可以阻断增殖信号。该药已被美国 FDA 批准用于头颈部肿瘤治疗，主要用于对铂类为基础的化疗耐药的转移性和无法切除的患者，以及作为放疗增敏药物。标准方案：首次，给予西妥昔单抗负荷剂量 400mg/m^2，静脉滴注超过 2h，随后每周 250mg/m^2，静脉滴注超过 1h。转移性或复发性头颈部肿瘤患者，西妥昔单抗缓解率可达 10%。皮疹、低镁血症和腹泻是常见不良反应，过敏反应尽管不常见，但较严重。

7. 氟尿嘧啶　600~1000mg/(m^2·d)患者耐受性良好，与顺铂及其他单药活性相当，大多常持续 4~5d 静脉滴注或泵注给药。常见的不良反应包括黏膜炎、腹泻和骨髓抑制，该药在高剂量时具有血管刺激性。因此，在持续滴注氟尿嘧啶时，应常规植入中心静脉置管或植入装置。尽管氟尿嘧啶可单独使用，但该药经常与其他药物联合使用。

8. 异环磷酰胺　1000mg/m^2，静脉滴注超过 2h，连用 4d，每 3~4 周 1 次，缓解率 20%~40%。给药时需要应用尿路保护剂美司钠，在使用异环磷酰胺前给予 200mg/m^2，使用后给予 400mg/m^2。

9. 博来霉素　在头颈部肿瘤中有效，因为和其他肿瘤药物抗癌活性相当，并且无相关的骨髓抑制或恶心反应，10~30U/m^2 肌内注射或静脉注射，每周 1 次，每 2 周 1 次或 1 个月连续 5d 给药。缓解期通常较短，肺毒性较常见。

10. 吉西他滨　吉西他滨每周给药 1000ml/m^2，在鼻咽癌治疗中有效且易于接受，骨髓毒性是主要不良反应。

11. 蒽环类药物　多柔比星和米托蒽醌在鼻咽癌治疗中有效，鼻咽癌对多种化疗药有效，许多鼻咽癌患者年轻，且一般状况良好，所以可耐受多个序贯化疗方案，并且治疗有效。

(二)化疗药物联合在转移性头颈部肿瘤患者中的应用

20 世纪 80~90 年代，对头颈部肿瘤患者进行的研究表明，与单药治疗相比，联合化疗提高了缓解率，但无法改善生存率，不同治疗方案的中位生存时间短(6~9 个月)且相似。

EXTREME 研究：该研究比较顺铂+氟尿嘧啶方案与顺铂+氟尿嘧啶+西妥昔单抗 3 药方案头颈部肿瘤中的效果，结果显示，3 药联合方案显著提高了患者生存率。其他联合西妥昔单抗的治疗方案也被报道，但还缺乏随机对照研究。多种其他靶向治疗药物仍在研究中，我们等待Ⅲ期临床研究的数据明确其临床疗效。

因不良反应严重，联合化疗更适合行为状况评分东部肿瘤协作组（ECOG）0～1 分的患者，最常用的联合治疗方案，见表 2-8-10。

表 2-8-10 复发性头颈部肿瘤联合化疗的有效率　　　　　　单位：%

药物	缓解率
顺铂/氟尿嘧啶	25～40
卡铂/氟尿嘧啶	26
顺铂/紫杉醇	28～35
顺铂/多西他赛	42
顺铂/西妥昔单抗	26
甲氨蝶呤/博来霉素/顺铂	48
紫杉醇/异环磷酰胺/卡铂	55
在鼻咽癌中	
吉西他滨/紫杉醇	41

1. 顺铂+氟尿嘧啶　顺铂 75～100mg/m^2 静脉滴注 1～4h，第 1 天；氟尿嘧啶 600～1000mg/（m^2·d）持续滴注 4～5d（96～120h），需要强制水化、强止吐药物和严密监测电解质紊乱、黏膜炎、脱水和粒细胞减少。当该方案应用于放疗期间或之后时，氟尿嘧啶持续滴注只使用 4d（96h），因后者可以增加黏膜和皮肤毒性。

2. 顺铂+氟尿嘧啶+西妥昔单抗　西妥昔单抗首剂 400mg/m^2，后每周 250mg/m^2，顺铂 100mg/m^2，静脉滴注第 1 天；氟尿嘧啶 1000mg/m^2·d 持续滴注第 1～4 天。化疗每 3 周 1 个疗程，最多 6 个疗程，西妥昔单抗持续用药至疾病进展或毒性不可耐受。

3. 卡铂+氟尿嘧啶　卡铂300mg/m^2 静脉滴注第 1 天；氟尿嘧啶 1000mg/（m^2·d）持续滴注第 1～4 天。用于复发性患者，其生存获益与顺铂联合氟尿嘧啶相当。

4. 顺铂+紫杉醇　顺铂 60mg/m^2 静脉滴注，紫杉醇 135～175mg/m^2 静脉滴注，每 3 周 1 个疗程，其在复发性患者中的疗效被证实与氟尿嘧啶方案相当。低剂量的紫杉醇耐受性更好，需要仔细监测神经毒性。

5. 卡铂+紫杉醇　卡铂 AUC 6mg/（ml·min）静脉滴注，紫杉醇 175mg/m^2 静脉滴注，每 3 周 1 个疗程，该方案应用广泛，其疗效与其他方案相似。

6. 卡铂+紫杉醇　每周方案，卡铂 AUC 2mg/（ml·min）静脉滴注第 1 天；紫杉醇 135mg/m^2 静脉滴注第 1 天；每周重复，共 6 周；或卡铂剂量不变，紫杉醇改为 60mg/m^2 静脉滴注，每周 1 个疗程，共 9 周。

7. 顺铂+多西他赛　顺铂 75mg/m^2 静脉滴注第 1 天；多西他赛 75mg/m^2 静脉滴注第 1 天；每 3 周 1 个疗程，该方案的中性粒细胞减少很常见。

8. 多西他赛+顺铂+氟尿嘧啶　多西他赛 75mg/m^2 静脉滴注第 1 天；顺铂 100mg/m^2 静脉滴注第 1d；氟尿嘧啶 1000mg/（m^2·d）静脉持续滴注 4d（96h）；每 3 周 1 个疗程，共 3 个疗程。基于 TAX 324 研究结果，该方案已被广泛用于治疗状态评分良好的晚期患者，该方案需要预防性使用喹诺酮类抗生素。

9. 紫杉醇+异环磷酰胺+顺铂/卡铂　该方案为 3 药联合方案，有较高的活性，耐受性良好，但需要良好的状态评分和粒细胞集落刺激因子的支持。

四、诱导化学治疗

(一)头颈部肿瘤诱导化学治疗研究

诱导化疗又称新辅助化疗,是在放疗前使用化学治疗。根治性放疗或手术前联合方案的诱导化疗已被广泛研究。诱导化疗是头颈部肿瘤治疗中最受争议的话题,并使头颈部肿瘤学术团体两极分化。对多药诱导化疗的兴趣起源于未治疗患者应用该法治疗,缓解率非常高。

放疗前的诱导化疗应用于局部晚期患者(可切除和不可切除)和喉的功能保护。局部晚期患者主要疗效终点是总生存。喉癌和下咽癌患者主要疗效终点是功能保护。不幸的是,在大规模随机研究中,评估功能保护的方法很有限。通常认为,功能丧失定义为全喉切除或依赖饲管。在临床应用中,无法体现差异性。

很明确并被一致同意的是,手术切除前的诱导化疗没有益处。

(二)鼻咽癌放疗前诱导化疗治疗

放疗前诱导化疗可以缩小肿瘤,减小放疗靶区;同时,对鼻咽癌患者头痛、鼻塞等局部症状的控制迅速、有效;但对远期疗效,尚有一定的争议。近年来,一些前瞻性的随机对照研究,对远期生存率无明显改善。

诱导化疗从理论上推测,患者可能获得以下几方面临床获益:①肿瘤血管未受任何影响,化疗药物进入肿瘤的浓度相对较高,有可能改善肿瘤局控率,进而提高生存。②迅速缓解患者症状,提高治疗依从性。③缩小肿瘤和减轻肿瘤负荷,减少照射范围和降低放疗剂量,有利于正常组织器官功能的保护。④在放疗前进行诱导化疗,患者的耐受性较好,依从性较高,可提高整体的治疗强度,有效杀死亚临床转移病灶。

NCCN 指南,将局部晚期鼻咽癌患者行诱导化疗后,再接受放化疗作为Ⅲ类推荐。ESMO指南推荐,根据患者的一般情况、KPS 评分及对治疗的耐受程度,综合评价患者能否接受诱导化疗。

既往研究显示,多西他赛、顺铂联合氟尿嘧啶组成的 TPF 诱导化疗方案,较经典的顺铂联合氟尿嘧啶(PF)方案,显著提高了局部晚期头颈鳞癌患者的总生存率和无进展期生存率,成为头颈鳞癌首选的诱导化疗方案。

目前国际上常用的 TPF 诱导化疗方案主要来源于 TAX323 和 TAX324 等几项基于欧美人群的研究,常规剂量为多西他赛 75mg/(m^2·d),第 1 天;顺铂 75mg/(m^2·d),第 1 天;氟尿嘧啶 750mg/(m^2·d),第 1~5 天,然而这些剂量推荐是否适用于亚洲人群仍未明确。

为明确亚洲人群可耐受的 TPF 剂量,中山大学肿瘤防治中心开展了 2 项局部晚期鼻咽癌 TPF诱导化疗的 Ⅰ 期临床研究,最终确定 TPF 方案的最大耐受剂量为多西他赛 60mg/(m^2·d),第 1 天;顺铂 60mg/(m^2·d),第 1 天;氟尿嘧啶 600mg/(m^2·d),第 1~5 天。研究结果显示,此 TPF 诱导化疗方案的顺应性较好且毒性可耐受,而且在同期放化疗的基础上联合 TPF 诱导化疗,显著改善了局部区域晚期鼻咽癌患者的预后,表明这是适合亚洲人群的有效剂量。

国内中山大学肿瘤防治中心马骏研究团队,在中国 10 个肿瘤治疗中心,开展了一项前瞻性多中心Ⅲ期随机对照临床研究。该研究将病理诊断确诊为非角化型鼻咽癌的 $T_{3\sim4}N_1M_0/T_xN_{2\sim3}M_0$ 期患者(符合 UICC/AJCC 第 7 版),随机分配至诱导化疗联合同期放化疗组(研究组)或同期放化疗组(对照组)。两组患者均接受调强放射治疗,原发灶总剂量≥66 Gy,每天 1 次,每周 5 次,共 6~7 周;同期行顺铂 100mg/m^2 每 3 周 1 次,共 3 个疗程。研究组患者在同期放化疗前接受诱导化疗,多西他赛 60mg/(m^2·d),第 1 天;顺铂 60mg/(m^2·d),第 1 天;氟尿嘧啶 600mg/(m^2·d),第 1~5 天,每 3 周 1 次，共 3 个疗程。临床研究结果显示：患者顺应性较好、且毒性可耐受；在同期放化疗的基础上联合 TPF 诱导化疗，相比于同期放化疗而言，显著地降低了治疗失败率(3 年无失败生存率 80%与 72%)，改善了总生存(3 年总生存率 92%与 86%)，其中 N_3 患者 3 年无瘤生存率为 72%，显著改善了局部区域晚期鼻咽癌患者的预后。

五、同步放射治疗化学治疗

局部晚期鼻咽癌患者中，几项大型 Meta 分析均显示，放疗联合各种形式的化疗治疗鼻咽癌，最大的获益来自于同期化疗。

1. 头颈部肿瘤同步放化疗可提高多种肿瘤的疗效，并成为标准治疗；但同步放化疗，可以增加晚期毒性并导致明显功能障碍。

Meta 分析表明，头颈部鳞状细胞癌不管根治性或术后治疗，在放疗中加入同步化疗可带来 4%~8%的绝对生存获益，并使死亡风险降低 12%~19%。这些研究使用了多种治疗方案，其中最广泛使用的药物是高剂量顺铂。多种替代单药或多药同步放化疗方案均优于单纯放疗，遗憾的是，目前敬缺乏随机对照研究来比较不同方案之间的相对疗效和毒性。必须指出的是，在放疗中加入化疗会明显增加急性和晚期反应。剂量限制性毒性常常是黏膜炎，必须根据不同患者的偏差，仔细权衡增加的毒性和提高的疗效。

头颈部鳞状细胞癌在放疗中增加含顺铂($100mg/m^2 \times 3$ 或每周 $40mg/m^2$)，或卡铂(每周期 AUC ≈ 4)化疗，同期顺铂累积剂量 $\geq 200 \ mg/m^2$ 的患者预后较好，能显著延长患者总生存期。研究显示，疗程中接受顺铂累积剂量 $\geq 300 \ mg/m^2$ 与同期顺铂累积剂量 $\geq 200mg/m^2$ 患者的预后比较，差异无统计学意义($P > 0.5$)。每周顺铂方案，并不等同于 3 周高剂量顺铂，有潜在更大毒性，提供较低的总累积剂量和影响疗效。

局部晚期头颈部鳞癌同步放化疗，顺铂优于卡铂；药理学分析显示，顺铂和卡铂在 DNA 上产生的加合物是完全相同的，暴露于卡铂时加合物产生的速率要慢 10 倍，产生相同数量的加合物所需的卡铂浓度要高 20~40 倍。卡铂有更大骨髓毒性，特别是血小板减少，恶心较少。

如果不能耐受顺铂，可改为卡铂(或反之亦然)。卡铂的最小(至少)累积的(AUC)=9；并可使用转换等式，来计算最低累计的铂剂量：卡铂 1 个 AUC = 顺铂 $22 \ mg/m^2$。

2. 鼻咽癌对化疗敏感，临床 Meta 分析表明：同期放化综合治疗提高了肿瘤局控率并降低了远处转移率，使局部晚期病例 5 年生存率提高了 6%。赵充等以铂类为主同期放化疗，5 年局部控制率显著高于单纯放疗，总生存率的提高主要来源于局部控制率的提高。目前，局部晚期鼻咽癌同期放化综合治疗已成为标准治疗方案，列入 NCCN 诊治指南并广泛应用于临床。

3. 最常用同步化疗方案如下 根据 NCCN 指南推荐，单药顺铂作为首选同步放化疗方案。①顺铂：$100mg/m^2$ 静脉滴注超过 1~4h，放疗期间每 21d 重复。②西妥昔单抗：首次 $400mg/m^2$ 静脉滴注第 1 天，后 $250mg/m^2$ 静脉滴注，放疗期间每周重复。③顺铂+氟尿嘧啶：顺铂 60~$75mg/m^2$ 静脉滴注第 1 天；氟尿嘧啶 600~$1000mg/(m^2 \cdot d)$ 静脉持续滴注第 1~4 天(96h)，放疗第 1 天和第 29 天重复。④卡铂+氟尿嘧啶：卡铂 $70mg/m^2$ 静脉滴注第 1~4 天；氟尿嘧啶 $600mg/m^2$ 静脉持续滴注第 1~4 天(96h)，放疗第 1 天和第 29 天重复。⑤羟基脲+氟尿嘧啶：羟基脲 1000mg 每 12h 口服，共 11 次；氟尿嘧啶 $800mg/(m^2 \cdot d)$ 静脉持续滴注 120h，每 14d 重复，共 5 周期，与放疗同步，每 14d 化疗 5d。⑥顺铂+紫杉醇：顺铂 $20mg/m^2$ 每周和紫杉醇 $30mg/m^2$ 每周，与标准分割的放疗同步。⑦紫杉醇：20~$40mg/m^2$ 静脉滴注超过 1h，放疗期间每周重复。⑧紫杉醇+羟基脲+氟尿嘧啶：可以在同步放化疗期间进行。⑨多西紫杉醇：22.5~$25mg/m^2$ 静脉滴注超过 1h，放疗期间每周重复。

六、辅 助 化 疗

辅助化疗的目的：在于通过杀灭放疗后局部残留的肿瘤细胞及全身亚临床转移病灶，提高局控率，减少远处转移，提高长期生存率。

来自鼻咽癌高发区的Ⅲ期随机对照临床研究显示：同步放化疗联合辅助化疗与单纯同步放化疗相比，局部晚期鼻咽癌患者无明显获益，但该患者依从性较差，可能无法全面评价辅助化疗的价值。

一项先导性研究：比较单纯放疗，放疗+顺铂 $100mg/m^2$ 第 1 天、第 22 天、第 43 天同步化疗及放疗后 3 个疗程顺铂+氟尿嘧啶的辅助化疗，在局部晚期鼻咽癌中的疗效；结果显示，联合治疗组生存获益显著。有批评指出，该研究无法确定联合治疗组中同步化疗和辅助化疗的相对贡献；此外，较高比例的患者因毒性较大，无法完成计划的 3 个疗程辅助化疗。尽管如此，该治疗方案仍是局部晚期鼻咽癌的标准治疗。关于根治性放疗后的辅助化疗，研究很有限。

在 NCCN 指南中，同步放化疗+辅助化疗推荐级别高于同步放化疗，但两者均是局部晚期鼻咽癌的标准治疗方案。

局部晚期患者的治疗结局差异较大，越来越多的临床医师认识到局部晚期并不是预后均一的整体，根据预后指标进行危险分级，探索诱导化疗和辅助化疗的价值，是今后的发展方向。

七、区域动脉内插管灌注化学治疗

(一)经颞浅动脉或面动脉逆行插管化疗

多用于上行型(脑神经侵犯型)和放射治疗后局部复发的鼻咽癌，可提高病变局部的药物浓度，发挥治疗作用，减少全身毒性反应。

采用区域动脉插管化学治疗，可选择颞浅动脉或面动脉逆行插管。常选择作用力强，且作用时间短的几种化学治疗药物的联合或序贯治疗。

给药前先注入 2%普鲁卡因 2ml，以防止动脉痉挛，再注入抗癌药物，然后以 2.5% 枸橼酸钠溶液充满管腔，封闭管端。如需连续用药，可用加有肝素溶液 100ml 和 5%抗癌药物的葡萄糖盐水1500ml，24h 连续滴注或泵注。

(二)肝动脉阻断和局部插管化疗

适用于鼻咽癌经放疗原发病灶已消灭的单纯肝转移者。

做腹腔动脉或肝动脉造影后，经股动脉或脏动脉穿刺插管，并将导管选择性地插到供应肿瘤的主要动脉支，灌注单一或多种抗癌药物(阿霉素、氟尿嘧啶、顺铂等)，使肿瘤坏死、缩小，改善症状，可收到良好的姑息性治疗效果。

(沈丽达 刘 颖 秦继勇 董 坚)

第九节 鼻咽癌分子靶向治疗

肿瘤分子靶向治疗(molecular targeted therapy)逐渐成为抗肿瘤治疗的新兴手段。在鼻咽癌靶向治疗中研究最热的 2 个靶点分别是表皮生长因子受体(epidermal growth factor receptor，EGFR)和血管内皮生长因子受体(vascular endothelial growth factor receptor，VEGFR)。

EGFR 在 80%～90%的鼻咽癌组织中高表达，研究表明，EGFR 高表达与鼻咽癌不良预后相关。VEGFR 在 40%～70%的鼻咽癌患者中过表达，而 VEGFR 过表达患者的远处转移发生率高、生存期短。因此，靶向 EGFR 或 VEGFR 治疗成为鼻咽癌治疗的理想策略。

目前临床用药主要有 EGFR 单克隆抗体(西妥昔单抗、尼妥珠单抗等)、VEGF 单克隆抗体(贝伐单抗)及小分子酪氨酸激酶抑制剂(吉非替尼、索拉非尼等)。

大部分分子靶向药物在局部区域晚期鼻咽癌中的应用研究，尚处于临床试验阶段。一项尼妥珠单抗联合放疗同步治疗局部晚期鼻咽癌的多中心前瞻性 II 期临床研究结果表明，对于 EGFR 高表达的鼻咽癌患者，放疗+尼妥珠单抗较单纯放疗可提高 3 年总生存率，且不良反应轻微。因此，2007 年中国国家食品药品监督管理局通过，将尼妥珠单抗作为晚期鼻咽癌与放疗同时使用的单抗。目前，尼妥珠单抗联合同步放化疗治疗局部晚期鼻咽癌的 III 期大规模临床研究正在开展，以比较尼妥珠单抗联合同步放化疗与单纯同步放化疗治疗比较，局部晚期鼻咽癌的安全性及疗效，其结果值得期待。

对于高危鼻咽癌患者，同期放化疗联合西妥昔单抗，也显示了很好的治疗耐受性及较好的疗效。

(杨润祥 秦继勇 董 坚)

第十节 支 持 治 疗

一、支 持 系 统

鼻咽癌的治疗时间长、复杂，且并发症多。这不仅需要患者有良好的依从性和意愿，而且需要一个专用的支持系统。

(一)支持系统包括患者的照料者和医疗小组

照料者，通常由患者的家人和朋友组成。医疗小组，应由医生、护士、营养师、发音和吞咽治疗师、心理治疗师和经培训的社会工作者组成，一起处理患者及其照料者所面临的独特挑战。由于患者的支持会随时发生显著变化，因此需要经常和持续的评估。

在开始治疗之前，非常重要的是要告知患者和其照料者预期的治疗毒性，以及影响患者常规活动和日常生活的可能性。

(二)患者应通过与医疗小组的协作获得帮助

应明确哪些人在需要时，可以提供特定的帮助，以下是必须考虑的几点：
①医疗保险的覆盖范围(包括牙科和药房)。②生活状态(包括无家可归、单身或与他人一起生活)。③社会支持(提供身体和情感支持的照料者的能力和意愿)。④经济状况(关注其在治疗期间支付日常开销的能力)。⑤工作问题(肿瘤对患者和照料者工作的影响)。

重要的是：需要患者将非常有限的资源合理安排，保证日后的照料，并指导其做出治疗决定。

鼻咽癌患者治疗前后，生存质量较健康人恶化。现代化的诊治技术提高了鼻咽癌患者的生存率，鼻咽癌患者生存期延长致使其生存质量备受关注。目前用于鼻咽癌患者生存质量评测的量表包括普适性量表(SF-36、WHO QOL-100)、癌症患者的通用量表和头颈部肿瘤综合量表(EORTC QLQ-C30/H&N35、FACT-H&N、QLICP)及头颈部肿瘤放射治疗量表

(QOL-RTI/H&N)等。

二、营　养

鼻咽部由于在解剖上与摄入正常营养非常重要的结构相邻，放射治疗可以显著影响经口腔的进食。营养不良可降低修复能力、增加治疗毒性，并降低生存。因此，应该采取积极的态度治疗营养缺乏。

(一)营养评估

患者应在确诊时，经熟悉鼻咽癌患者将面临问题的营养学家对其进行营养评估，并随后定期重新评估。营养评估应包括体重减轻史、摄取营养评估及确定充足营养摄取的障碍。应明确可治疗性的热量摄取减少原因，并制订适当的干预措施。可减少经口腔进食和体重减轻的因素，见表2-8-11。

表 2-8-11　经口摄食减少和体重减轻的相关因素

问题	后果	干预
黏膜炎	疼痛	止痛药
	吞咽痛	糖皮质激素(有指征时)
	肿胀(水肿)	
口干	食团形成减少	进食时少量饮水
	缺乏促进吞咽的润滑作用	避免干性食物
牙齿脱落	无法咀嚼食物	关于软食和流食的饮食咨询
		适当时使用义齿
唾液变黏稠	作呕	黏液溶解药
	吞咽功能下降	干燥剂
		水化
		空气加湿
		静息时姿势练习
恶心呕吐	进食减少	止吐药
厌食	食欲减退	食欲刺激剂(如醋酸甲地孕酮)
恶病质	引起肌肉失用的代谢改变	无

(二)持续监测和教育

持续监测和教育非常重要，应该包括常规体重的测量、脱水的评估，以及向有资质的营养学家咨询。营养学家也应该在患者从肠内饮食，转为经口腔饮食时，保证足够的营养。

同时，需要指出的是，鼻咽癌治疗的后遗症可能导致永久性进食改变。例如，很多患者出现口干，这将影响他们咽下如面包一样的干性食物；没有牙齿的患者，可能难以摄取足够的蛋白质。进食改变可引起长期营养缺乏，并损害整体健康。定期的进食评估和持续地向鼻咽癌存活者咨询，是保持健康的一个非常重要的部分。

三、预防第二原发肿瘤

有传统危险因素，如吸烟和饮酒的头颈部肿瘤幸存者，有发生第二原发肿瘤的风险。绝大多数第二原发肿瘤发生在上呼吸道和消化道。有假说认为，这是因为烟草和酒精暴露的致癌作用发生在这些部位。因此，戒烟戒酒是对这些患者进行护理的重要补充。

化学预防药物，已经被评估和确定用于预防第二原发肿瘤的治疗。虽然异维 A 酸(C13-顺式-维 A 酸)1～2mg/kg 可以预防头颈部肿瘤患者第二原发肿瘤，但没有生存获益，而且作用在停药后消失。

尽管缺乏数据证实，但是大规模接种疫苗预防 HPV 感染，可能减少病毒相关肿瘤的发生。

（胥 莹 李康明 李文辉）

第九章 疗效及影响预后的因素

第一节 疗 效

临床应用鼻咽癌放射治疗已有 80 多年历史，我国鼻咽癌放射治疗始于 20 世纪 40～50 年代，kV 级射线常规放射治疗 5 年生存率为 15%～25%；60～70 年代，MV 级射线常规放射治疗 5 年生存率为 47%～55%；80～90 年代，三维适形放射治疗 5 年生存率为 67%～75%。

21 世纪，随着现代影像 CT、MRI、PET-CT 技术和精确调强放射治疗技术的临床应用，5 年生存率达 77%～82%，局部控制率达 90%，鼻咽癌治疗疗效提高 10%。我国鼻咽癌常规放疗和调强放疗 5 年生存率，见表 2-9-1、表 2-9-2。

远处转移，成为治疗失败的主要情况。要减少远处转移，进一步提高疗效，需要寻找更有效的综合治疗方案。

表 2-9-1 我国 20 世纪末鼻咽癌常规放射治疗 5 年生存率结果 单位：%

单位	治疗时间	例数	I 期	II 期	III 期	IV 期	总计
中国医学科学院肿瘤医院	1990.1～1999.5	905	95.5	87	76.9	66.9	76.1
福建省肿瘤医院	1995.1～1998.12	1706	100	75.9	66.5	49.3	67.6
中山大学附属肿瘤医院	1999.1～1999.12	934	88.2	82.9	68.1	52.2	68.4
四川省肿瘤医院	1988.11～1996.3	1063	88.9	76.9	56.7	31.9	50.6
复旦大学附属肿瘤医院	2001.1～2003.12	1837	88.2	74.8	65.9	52.4	67.4

表 2-9-2 我国调强放射治疗鼻咽癌 5 年总生存率结果 单位：%

单位	发表时间	例数	局控率	无远处转移生存	5 年总生存率
北京	2014	333	87.0	79.4	83.3
广州	2014	868	91.8	82.6	84.7
香港	2014	444	85.6	82.6	79.8
四川	2014	698	89.8	74.1	77.1
台湾	2014	504	88.7	85.6	78.3
福建	2015	1241	92.9	82.6	81.1
浙江	2015	720	93.6	87.2	86.1
上海	2015	869	89.7	85.6	84.0

与采用 2D-RT 技术放疗的患者相比，采用 3D-RT 或 IMRT 放疗患者的生存质量与总体生存质量相比，疼痛、口干、张口、食欲改变等多个方面更具优势。

鼻咽癌早期患者，常规单纯放疗 5 年生存率 80%～90%；III、IV 期（局部 T 晚期）患者，5 年生存率仅 23.6%～59.8%（III 期 70% 左右，IV 期 50% 左右），局部复发是主要原因之一，远地转移率为 30%～65%。即使是复发性鼻咽癌，经过合理的再程治疗，也可以达到 10%～20% 的 5 年生存率。

临床研究表明，T 分期是影响局部控制的最主要因素，T_3～T_4 单纯放疗 5 年的局部控制率仅 58.7%～82.6%。因此，提高 T 晚期患者的局部控制率是提高鼻咽癌疗效的重要环节，而增加肿瘤照射剂量可以提高局部控制率。

第二节　影响预后的因素

一、流行病学因素

影响预后的因素包括种族、年龄和性别。Perez 等研究发现，年龄<50 岁的患者，有较好的生存率和局部控制率，高龄患者的疗效相对较差。与 Sham 和 Choy 对 759 例患者进行回顾性分析得出相似结果。女性鼻咽癌患者，预后略优于男性。

二、患者相关因素

营养状况、行为状态评分(KPS)、疗前血红蛋白浓度、血清白蛋白水平、患者身体质量指数、外周血乳酸脱氢酶(LDH)水平(治疗前 LDH 高于正常值上限者，疗效低于 LDH 正常值者)等均可影响预后。

三、疾病相关因素

分期、病理类型、原发肿瘤的体积、颅底和脑神经受侵、咽旁间隙受侵等是影响鼻咽癌放射治疗的预后因素。颈部淋巴结状态，影响远处转移。

1. 分期　Sham 等认为，分期是决定生存率和局部控制率的显著因素。肿瘤分期包括 T 分期、N 分期、M 分期。肿瘤分期是最重要的预后因素，是为患者选择治疗方案最重要的依据。T、N、M 的分期越晚，患者的预后越差。已有较多研究显示，鼻咽部原发肿瘤体积、肿瘤 PET 检查的 SUVmax 及外周血 EBV DNA 拷贝数均是很强的不良预后因素，肿瘤体积越大、SUVmax 或外周血 EBV DNA 拷贝数越高，患者接受根治性放疗后失败率越高。

2. 脑神经受累　多项研究显示，脑神经受累与生存率下降显著相关，Lee 等、Sham 等，都认为它是预后显著相关因素。但 Chu 等，则认为它不是预后相关因素。

3. 淋巴结转移　生存率随着颈淋巴结转移，从上颈向中颈和下颈进展，逐渐降低。Lee 等认为，双侧颈淋巴结转移是预后不良因素，其区域失败风险更高。但 Sham 和 Choy 认为，双颈淋巴结转移不是预后相关因素。

4. 病理类型　122 例双侧转移鼻咽癌患者分析结果显示，病理类型是最重要的生存预后因素；与未分化癌相比，非角化癌和鳞状细胞癌的相对死亡风险分别增加 3.4 倍和 3.2 倍。

另一方面，也有人认为，角化型和非角化鳞状细胞癌的生存率和远处转移率无差异。

四、治疗相关因素

放射治疗的方式(分段治疗、连续治疗、加速超分割治疗)、总剂量、化疗与否，靶区勾画准确程度，处方剂量及实际获得的剂量水平，所采用的放射治疗技术，放射治疗实施的质量及合理的综合治疗均会影响到患者的疗效，均对预后有影响。

五、分子生物学相关因素

研究显示，EB 病毒 DNA 具有预后价值，尤其是治疗后 EBV DNA 水平更为重要。初治鼻咽癌治疗后，持续存在可测得的 EBV DNA 是预后的不良因素；随访期间，EBV DNA 由 0 转为可测，提示肿瘤可能复发或转移。EGFR 过度表达，是不良预后的指标。

（李　懿　陈　宏　秦继勇）

参 考 文 献

崔念基，卢泰祥，邓小武. 2005.实用临床肿瘤放射肿瘤学. 广州：中山大学出版社.

戴维斯. 2013. 肿瘤支持治疗学. 李小平等译. 北京：北京大学医学出版社.

杜云翔，李前文，薛国良. 2009.规范化放射治疗工作流程.北京：人民军医出版社.

高黎，易俊林，黄晓东，等. 2006.鼻咽癌根治性放疗 10 年经验总结.中华放射肿瘤学杂志，15(4)：249-256.

高黎，易俊林.2010.鼻咽癌精确放疗中靶区变化及其应对措施//潘建基，陆嘉德.鼻咽癌.上海：上海科技教育出版社.

郭伟. 2013. 头颈肿瘤诊断治疗学.北京:人民军医出版社.

洪明晃，闵华庆，马骏，等. 1997.鼻咽癌'92 分期与 UICC 分期(草案，1996)的比较研究.癌症，16(2)：116-118.

侯友贤. 2008. 肿瘤放疗并发症防治. 北京：人民军医出版社.

胡立宽，魏奉才. 2002. 头颈部肿瘤放射治疗学. 上海:第二军医大学出版社.

吉安皮耶罗·奥斯里·塞法罗，多梅尼克·珍诺维斯，卡洛斯·佩雷兹. 2014. 肿瘤放射治疗危及器官勾画. 何侠等译. 天津：天津科技翻译出版有限公司.

蒋国梁. 2003.现代临床肿瘤学. 上海:上海科学技术文献出版社.

克利福德. 2006. 实用肿瘤调强放射治疗. 冯平柏译. 南京：江苏科学技术出版社.

克利福德. 2015. 实用肿瘤调强放射治疗. 第 3 版. 何侠等译. 天津:天津科技翻译出版有限公司.

刘孟忠. 2010.常见恶性肿瘤放射治疗手册. 北京：北京大学医学出版社.

路易斯. 2011. 头颈部恶性肿瘤多学科协作诊疗模式. 第 3 版. 郑亿庆，邹华，黄晓明译. 北京：人民卫生出版社.

罗京伟，徐国镇，高黎.2012.头颈部肿瘤放射治疗图谱.第 2 版.北京：人民卫生出版社.

马骏，麦海强，莫浩元，等. 2000.鼻咽癌放射治疗失败原因分析. 癌症，19(11)：1016-1018.

聂德. 2012. 肿瘤再程放疗. 许亚萍等译. 北京：人民军医出版社，81～90.

欧洲肿瘤内科学会.2012ESMO 临床实践指南：鼻咽癌的诊断、治疗与随访.

秦继勇，李文辉.2014.局部晚期鼻咽癌调强放疗中临床靶区变化及对策研究现状.云南医药，35(2)：219-223.

秦继勇，夏耀雄，蒋美萍，等. 2012.多西紫杉醇在局部晚期鼻咽癌同期放化疗中的临床应用研究.实用临床医药杂志，16(3)：50-52.

斯基尔. 2012. 癌症化疗手册(原书第 8 版). 于世英译. 北京：科学出版社.

汤钊猷. 2000. 现代肿瘤学. 第二版. 上海：上海医科大学出版社.

唐丽丽. 2012. 心理社会肿瘤学. 北京：北京大学医学出版社.

王绿化，朱广迎. 肿瘤放射治疗学. 北京：人民卫生出版社.

王瑞芝. 2005. 肿瘤放射治疗学.北京：人民卫生出版社.

夏云飞，孙颖，陈晨. 2016.鼻咽癌放射治疗临床参考指南.北京:北京大学医学出版社.

肖巍魏，赵充. 2010. 同期放化综合治疗在Ⅲ期鼻咽癌治疗中的作用比较.癌症，30(10)：1008～1010.

徐向英，曲雅勤. 肿瘤放射治疗学. 第 2 版. 北京：人民卫生出版社.

姚伟荣，马林. 2014.头颈部肿瘤自适应放疗流程及临床应用研究现状.中华放射肿瘤学杂志，23(6)：509-512.

殷蔚伯，谷铣之. 2002. 肿瘤放射治疗学. 第 3 版. 北京：中国协和医科大学出版社.

殷蔚伯，余子豪，徐国镇. 2006. 临床技术操作规范.放射肿瘤学分册. 北京：人民军医出版社.

殷蔚伯. 2008. 肿瘤放射治疗学. 第 4 版. 北京：中国协和医科大学出版社.

殷蔚伯. 2010. 肿瘤放射治疗手册. 北京：中国协和医科大学出版社.

于金明，殷蔚伯，李宝生. 2004.肿瘤精确放射治疗学. 济南:山东科学技术出版社.

于金明，左文述，李建彬. 2000.肿瘤放射治疗技术进展.香港：世界医药出版社.

张东升，王强修，张世周.2010.现代头颈肿瘤病理与临床.北京：中国医药科技出版社.

张福泉. 2004.放射治疗科诊疗常规.北京:人民卫生出版社.

张天泽，徐光伟. 1996. 肿瘤学(上).天津：天津科学技术出版社.

赵充，肖巍魏，韩非，等. 2010.419 例鼻咽癌患者调强放疗疗效和影响.中华放射肿瘤学杂志，19(3)：191-196.

中国鼻咽癌临床分期工作委员会. 2009. 鼻咽癌 92 分期修订工作报告.中华放射肿瘤学杂志，18(1)：2-6.

中国鼻咽癌临床分期工作委员会.2011.2010 鼻咽癌调强放疗靶区及剂量设计指引专家共识.中华放射肿瘤学杂志，20(4):267-269.

中国抗癌协会鼻咽癌专业委员会.2007.中国鼻咽癌诊疗指南.

中国抗癌协会头颈肿瘤专业委员会. 2010. 头颈肿瘤综合治疗专家共识. 中华耳鼻咽喉头颈外科杂志，45(7)：535-541.

中华医学会. 2009. 临床治疗指南：耳鼻喉头颈外科分册.北京：人民卫生出版社.

中华医学会编著.2013.鼻咽癌临床路径. 北京：人民卫生出版社.

周梁，董频. 2008. 临床耳鼻咽喉头颈肿瘤学.上海：复旦大学出版社.

朱广迎.2007.放射肿瘤学.第 2 版.北京：科学技术出版社.

卓大宏.2007.康复治疗处方手册.北京：人民卫生出版社.

Adelstein DJ，Li Y，Adams GL，et al. 2003.An intergroup phase Ⅲ comparison of standard radiation therapy and two schedules of concurrent chemoradiotherapy in patients with unresectable squamous head and neck cancer.J Clin Oncol，21(1)，92.

Ang K，Zhang Q，Wheeler RH，et al.2010.A phase Ⅲ trial(RTOG 0129)of two radiation-cisplatin regimens for head and neck carcinomas(HNC)：impact of radiation and cisplatin intensity on outcome：J Chin Oncol. 28(15).

Baujat B，Audry H，Bourhis J，et al. 2006.Chemotherapy in locally advanced nasopharyngeal carcinoma：an individual patient data meta-analysis of eight randomized trials and 1753 patients.Int J Radiat Oncol Bio Phys，64(1)：47-56.

Baujat B，Audry H，Bourhis，J，et al. 2006.Chemotherapy in locally advanced nasopharyngeal carcinoma:an individual patient data meta-analysis of eight randomized trials and 1753 patients.Int J Radit Oncol Bio Phys，64(1)：47-56.

Bucci M，Xia P，Lee N，et al. 2004.Intensity modulated radiation therapy for carcinoma of nasopharynx: An update of the UCSF experience. Int J Radiat Oncol Biol Phys，60s：317-318.

Cao SM，Simons MJ，Qian CN.2011.The prevalence and prevention of nasopharyngeal carcinoma in China.Chin J Cancer，30(2)：114~119.

Chan AT，Gregoire V，Lefebvreet JL，et al. 2012.Nasopharyngeal cancer: EHNS-ESMO-ESTRO Clinical Practice Guidelines for diagnosis，treatment and follow-up.Ann Oncol，23(Suppl 7)：vli83-vli85.

Chan J，Bray F，McCarronp，et al. 2005.Nasopharyngeal carcinoma. Pathology and genetics of head and neck tumours. World Health Organization Classification of Tumours. Lyon:IARC press，85-97.

Chang H，Gao J，Xu BQ，et al.2013.Haemoglobin，neutrophil to lymphocyte ratio and platelet count improve prognosis prediction of the TNM staging system in nasopharyngeal carcinoma: development and validation in 3237 patients from a single institution，Clin Oncol(R Coll Radiol)，25(11)：639-646.

Chang JT，Chan SC，Yen TC，et al.2005.Nasopharyngeal carcinoma staging by(18)F-fluorodeoxyglucose positron emission tomography. Int J Radiat Oncol Biol Phys，62(2)：501-507.

Chang JT，Lin CY，Chen TM，et al.2005. Nasopharyngeal carcinoma with cranial nerve palsy：the importance of MRI for radiotherapy.Int J Radiat Oncol Biol Phys，63(5)：1354.

Chao KSC，Perez CA，Brody LW. 2012. 肿瘤放射治疗学决策(第 3 版). 王俊杰等译. 北京：科学出版社.

Chau RM，Teo PM，Choi PH，et al.2001.Three-dimensional dosimetric evaluation of a conventional radiotherapy technique for treatment of nasopharyngeal carcinoma.Radiother Oncol，58(2)：143.

Chen L，Hu CS，Chen XZ，et al.2012.Concurrent chemoradiotherapy plus adjuvant chemotherapy versus concurrent chemoradiotherapy alone in patients with locoregionally advanced nasopharyngeal carcinoma：a phase 3 multicen-trerandomised controlled trial. Lancet Oncol，13(2)：163-171.

Chen Y，Zhao W，Lin L，et al.2015. Nasopharyngeal Epstein-Barr Virus Load: An Efficient Supplementary Method for Population-Based Nasopharyngeal Carcinoma Screening.PLoS One，10(7)：eo132669.

Fang FM，Tati WL，Chen HC，et al.2007.Intensity-modulated or conformal radiotherapy improves the quality of life of patients with nasopharyngeal carcinoma.Cancer，109(2)：313-321.

Forastiere A，Koch W，Trotti A，et al.2001. Head and neck cancer.N Engl J Med，345(26)：1890-1900.

Gregoire V，Ang K Budach W，et al.2014.Delineation of the neck node levels for head and neck tumors: a 2013 update. DAHANCA，EORTC，HKNPCSG，NCIC CTG，NCRI，RTOG，TROG consensus guidelines. Radiother Oncol，110(1):172-181.

Gregoire V，Eisbruch A，Hamoir M，et al. 2006.Proposal for the delineation of the nodal CTV in the node-positive and the post-operative neck. Radiother Oncol，79(1)：15-20.

Gregoire V，Levendag P，Ang KK，et al.2003. CT-based delineation of lymph node levels and related CTVs in the node-negative neck: DAHANCA，EORTC，GORTEC，NCIC，RTOG consensus guidelines.Radiother Oncol，69(3)：227-236.

Halperin EC，Wazer DE，Petez CA，et al.2013.Perez & Brady's Principles and Practice of Radiation Oncology. 6th ed.Philadelphia：Lippincott Williams & Wilkins.

Hansen EK，Bucci MK，Quivey JM，et al.2006.Repeat CT imaging and replanning during the course of IMRT for head-and-neck cancer. Int J Radiat Oncol BiolPhys，64(2)：355-362.

He X，Ou D，Ying H，et al. 2012. Experience with combination of cisplatin plus gemcitabine chemotherapy-and-intensity-modulated radiotherapy for locoregionally advanced nasopharyngeal carcinoma. Eur Arch Otorhinolaryngol，269(3)：1027-1033.

Ho FC，Tham IW，Earnest A，et al.2012.Patterns of regional lymph node metastasis of nasopharyngeal carcinoma:a meta-analysis of clinical evidence.BMC Cancer，12：98.

Kam MK，Teo PM，Chau RM，et al.2004.Treatment of nasopharyngeal carcinoma with intensity modulated radiotherapy:the Hong Kong experience.Int J Radiat Oncol Biol Phys，60(5)：1440-1450.

Kwong DL，Pow EH，Sham JS，et al.2004.Intensity modulated radiotherapy for early stage nasopharyngeal carcinoma:a prospective study on disease control and preservation of salivary function.Cancer, 101(7)：1584.

Kwong DL, Sham JS, Leung LH, et al.2006.Preliminary results of radiation dose escalation for locally advanced nasopharyngeal carcinoma.Int J Radiat Oncol Biol Phys, 64(2)：374-381.

Langendijk JA, Leemans CR, Buter J, et al.2004.The additional value of chemotherapy to radiotherapy in locally advanced nasopharyngeal carcinoma：a meta analysis of the published literature.J Clin Oncol, 22(22)：4604-4612.

Le QT, Tate D, Koog A, et al.2003.Improved local control with stereotactic radiosurgical boost in patients with nasopharyngeal carcinoma.Int J Radiat Oncol BiolPhys, 56(4)：1046-1054.

Lee N, Harris J, Garden AS, et al.2009.Intensity modulated radiation therapy with or without chemotherapy for nasopharyngeal carcinoma: radiation therapy oncology group phase II trial 0225. J Clin Oncol, 27(22)：3684-3690.

Lee N, Pfister DG, Garden A, et al.2010.RTOG 0615, A phase n study of concurrent chemoradiotherapy using three dimentional conformal radiotherapy(3-DCRT)or intensity-modulated radiation therapy (IMRT)+bevacizumab(BV)for locally or regionally advanced nasopharyngeal cancer.

Lee N, Xia P, Quivey JM, et al.2002.Intensity modulated radiotherapy in the treatment of nasopharyngeal carcinoma:an update of the UCSF experience.Int J Radiat Oncol Biol Phys, 53(1)：12-22.

Lee NY, Riaz N, L JJ. 2015. Target Volume Delineation for Conformal and Intensity Modulated Radiation Therapy. Springer.

Lee NY, Zhang Q, Pfister DG, et al.2012.Addition of bevacizumab to standard chemoradiation for locoregionally advanced nasopharyngeal carcinoma(RTOG 0615)：a phase 2 multi institutional trial.Lancet Oncol, 13(2)：172-180.

Leung SF, Chan AT, Zee B, et al.2003.Pretherapy quantitative measurement of circulating Epstein Barr virus DNA is predictive of posttherapy distant failure in patients with early stage nasopharyngeal carcinoma of undiffer entiated type.Cancer, 98(2)：288-291.

Leung TW, Wong VY, Sze WK, et al.2008.High dose rate intracavitary brachytherapy boost for early T stage nasopharyngeal carcinoma. Int J Radiat Oncol Bio Phys, 70(2)：361-367.

Li WF, Sun Y, Mao YP, et al.2013.Proposed lymph node staging system using the International Consensus Guidelines for lymph node levels is predictive for nasopharyngeal carcinoma patients from endemic areas treated with intensity modulated radiation therapy.Int J Radiat Oncol Biol Phys, 86(2)：249-256.

Liang SB, Sun Y, Lin LZ, et al. 2009. Extension of local disease in nasophary carcinoma detected by magnetic resonance imaging:improvement of clinical target volume delineation. Int J Radiat Oncol Biol Phys, 75(3)：724-750.

Lin JC, Jan JS, Hsu CY, et al. 2003. Concurrent chemoradiotherapy versus radiotherapy alone for advanced nasopharyngeal carcinoma:positive effect on overall and progression free survival.J Clin Oncol, 21(4)：637-637.

Lin JC, Wang WY, Chen KY, et al.2004.Quantification of plasma Epstein Barr virus DNA in patients with advanced nasopharyngeal carcinoma.N Engl J Med, 350(24)：2461-2470.

Lin S, Pan J, Han L, et al. 2009. Nasopharyngeal carcinoma treated with reduced volume intensity modulated radiation therapy:report on the 3-year outcome of a prospective series.Int J Radiat Oncol Biol Phys, 75(4)：1071-1078.

Lo YM, Chan AT, Chan LY, et al.2000.Molecular prognostication of nasopharyngeal carcinoma by quantitative analysis of circulating Epstein Barr virus DNA. Cancer Res, 60(24)：6878-6881.

Ma J, Liu L, Tang L, et al.2007.Retropharyngeal lymph node metastasis in nasopharyngeal carcinoma:prognostic value and staging categories.Clin Cancer Res, 13(5)：1445-1452.

Marks JE, Bedwinek JM, Lee F, et al.1982. Dose response analysis for nasopharyngeal carcinoma:an historical perspective.Cancer, 50(6)：1042-1050.

Mesia R, Pastor M, Grau JJ, et al.2013.SEOM clinical guidelines for the treatment of nasopharyngeal carcinoma 2013, Clin Transl Oncol, 15(12)：1025-1029.

Ng WT, Lee AW, Kan WK, et al. 2007. Nstaging by magnetic resonance imaging for patients with nasopharyngeal carcinoma:pattern of nodal involvement by radiological levels.Radiother Oncol, 82(1)：70-75.

Pan J, Xu Y, Qiu S, vet al.2015.A comparison between the Chinese 2008 and the 7th edition AJCC staging systems for nasopharyngeal carcinoma.Am J Clin Oncol, 38(2)：189-196.

Pfister DG, Spencer S, Brizel DM, et al. 2015. Head and neck cancer, Version 1. 2015. J Natl Compr Canc Netw, 13(7)：847-855.

Lee NY, Lu JJ. 2012. Target volume delineation and field setup：a practical guide for conformal and intensity modulated radiation therapy. Germany. Springer.

Pfister DG. 2011. National Comprehensive Cancer Network Clinical Practice Guidelines in Oncology.2014.Head and Neck Cancers. Dynamic Pages.

Salama JK, Haddad RI, Kies MS, et al. 2009. Clinical practice guidance for radiotherapy planning after induction chemotherapy in locoregionally adranced head-and-neck cancer. Int J Radia Oncol Biol Phys, 75(3)：725-733.

Schantz SP, Harrison LH, Hong WR.1993.Tumors of the nasal cavity and paranasal sinuses, nasopharynx, oral cavity, and oropharynx.In: Devita VT, Hellman S, Rosenberg SA, eds.Cancer: principles and practice of oncology.4th ed.P hiladelphia：JB Lippincott, 574.

Shao JY, Zhang Y, Li YH, et al.2004.Comparison of Epstein Barr virus DNA level in plasma, peripheral blood cell and tumor tissue in nasopharyngeal carcinoma.Anticancer Res, 24(6): 4059-4066.

Su SF, Han F, Zhao C, et al.2011.Treatment outcomes for different subgroups of nasopharyngeal carcinoma patients treated with intensity modulated radiation therapy.Chin J Cancer, 30(8): 565-573.

Sun Y, Yu XL, Luo W, et al. 2014. Recommendation for a contouring method and atlas of organs at risk in nasopharyngeal carcinoma patients receiving intensity modulated radiotherapy.Radiother Oncology, 110(3): 390-397.

Tang L, Li L, Mao Y, et al.2008.Retropharyngeal lymph node metastasis in nasopharyngeal carcinoma detected by magnetic resonance imaging: prognostic value and staging categories.Cancer, 113(2): 347-354.

Tang L, Mao Y, Liu L, et al.2009.The volume to be irradiated during selective neck irradiation in nasopharyngeal carcinoma: analysis of the spread patterns in lymph nodes by magnetic resonance imaging.Cancer, 115(3): 680-688.

Teo PM, Leung SF, Tung SY, et al.2006.Dose response relationship of nasopharyngeal carcinoma above conventional tumoricidal level:a study by the Hong Kong nasopharyngeal carcinoma study group(HKNPCSG). Radiother Oncol, 79(1): 27-33.

Tham IW, Hee SW, Yap SP, et al. 2009. Retropharyngeal nodal metastasis related to higher rate of distant metastasis in patients with NO and Nl nasopharyngeal cancer.Head and Neck, 31(4): 468-474.

Veldeman L, Madani I, Hulstaert F et al.2008.Evidence behind use of intensity modulated radiotherapy:a systematic review of comparative clinical studies.Lancet Oncol, 9(4): 367-375.

Wang CC.1975.Radiation therapy for head and neck cancers.Cancer, 36(2): 748-751.

Wei WI, Sham JS.2005.Nasopharyngeal carcinoma.Lancet, 365(9476): 2041-2054.

Wolden SL, Chen WC, Pfister DG, et al.2006.Intensity modulated radiation therapy(IMRT)for nasopharynx cancer:update of the Memorial Sloan Kettering experience.Int J Radiat Oncol Biol Phys, 64(1): 57-62.

Wu S, Xie C, Jin X, et al.2006.Simultaneous modulated accelerated radiation therapy in the treatment of nasopharyngeal carcinoma:A local center'sexperience.Int J Radiat Oncol BiolPhys, 66(4): S44-S46.

Xia P, Fu KK, Wong GW, et al. 2000. Comparison of treatment plans involving intensity modulated radiotherapy for nasopharyngeal carcinoma.Int J Radiat Oncol BiolPhys, 48(2): 329.

Yan D, Liang J, Chi Y.2009.Model Identification Adaptive Control Process:Clinical Application for Head and Neck Cancer Adaptive Radiotherapy. Fvel & Energy Abstracts, 75(75): S72.

Yen TC, Chang JT, Ng SH, et al.2005.The value of 18F-FDG PET in the detection of stage M0 carcinoma of the nasopharynx.J Nucl Med, 46(3): 405-410.

Yoo J, Henderson S, Walke-Dilks C.2013.Evidencebased guideline recommendations on the use of positron emission tomography imaging in head and neck cancer. Clin Oncol(R Coll Radiol), 25(4): e33-e66.

Zhang L, Chen QY, Liu H, et al.2013.Emerging treatment options for nasopharyngeal carcinoma.Drug Des Devel Ther, 7: 37-52.

附　录

附录 I

Karnofsky 功能状态评分标准，见附表 1-1。

附表 1-1　Karnofsky 功能状态评分标准（KPS，百分法）　　　　　单位：分

体力状况	评分
正常，无症状和体征	100
能进行正常活动，有轻微症状和体征	90
勉强可进行正常活动，有一些症状或体征	80
生活可自理，但不能维持正常生活工作	70
生活能大部分自理，但偶尔需要别人帮助	60
常需人照料	50
生活不能自理，需要特别照顾和帮助	40
生活严重不能自理	30
病重，需要住院和积极的支持治疗	20
重危，临近死亡	10
死亡	0

附录 II

ECOG 体力状态等级评估，见附表 2-1。

附表 2-1　ECOG 体力状态

ECOG	等级
活动能力完全正常，与起病前活动没有受到任何限制	0
能自由走动及从事轻体力活动，包括一般家务或办公室工作，但不能从事较重的体力活动	1
能自由走动及生活自理，但已丧失工作能力；日间不少于一半时间，可以起床活动	2
生活仅能部分自理，日间一半以上时间卧床或坐轮椅	3
完全失去能力，生活不能自理。完全卧床不起或坐轮椅	4
死亡	5

附录 III

实体瘤缓解评估标准

（response evaluation criteria in solid tumors，RECIST 标准）

1. 纳入标准　　以肿瘤缓解为主要终点的研究方案中，只有患者在基线时伴有可测量病灶时，

方可入组。

2. 病灶定义　①可测量病灶：病变至少在一个径向上可准确测量，在 CT 或 MRI 下，其最大直径需≥10mm。②不可测量病灶：所有除可测量病变以外的其他病灶，即小病灶和其他不可测量病灶，包括骨转移灶、软脑膜转移病灶、腹水、胸腔积液或心包积液、炎性乳癌病灶、皮肤或肺淋巴管转移、不能被影像学方法证实和随访的腹部包块及囊性病变。

3. 测量方法　①体检：仅当病灶位于体表时适用。②胸部 X 线片：仅当被测量病灶边界清晰且肺部通气良好时适用，但最好是胸部 CT 检查。③CT / MRI：目前最常用、重复性最好的检查手段。④超声：研究的主要终点为客观缓解率时，超声检查不能作为疗效评价的手段。⑤肿瘤标记物：不能单独用来评价疗效，但如果治疗前肿瘤标记物高于正常值上限，当所有肿瘤病灶消失后，同时肿瘤标记物也降至正常值范围内，才能评价临床完全缓解。⑥细胞学和组织学评价：在残留病灶、体腔积液等极少情况下适用。

4. 肿瘤缓解（疗效）**评价**

(1)目标病灶(target lesions)与基线记录：所有可测量病灶(一个器官内不超过 5 个，总共不超过 10 个)，作为所有被累及器官的代表，在基线时进行测量和记录；选择目标病灶时根据病灶大小和可准确重复测量的标准进行选择；记录基线最长径总和，作为参考值评价疗效。

(2)非目标病灶(non-target lesions)与基线记录： 所有除目标病灶以外的病灶(或病变部位)，在基线评价时也需完整记录；这些病灶不需要进行测量，但在研究过程中需对这些病灶的存在或消失与否进行评价。

(3)评价标准：目标病灶和非目标病灶疗效评价标准，见附表 3-1。

附表 3-1　目标病灶和非目标病灶疗效评价标准

疗效	目标病灶	非目标病灶
CR	自基线期评估后，目标病灶全部消失	自基线期后，非目标病灶全部消失，且肿瘤标志物水平正常
PR	和基线期相比，目标病灶最长径之和至少减少 30%	不适用
SD	与治疗开始以来所记录的最小长径之和相比，既不符合 PD 又不符合 PR 的评判标准	不完全缓解或稳定：有一个或多个非目标病灶存在和(或)肿瘤标记物水平保持在正常范围之上
PD	与治疗开始以来所记录的最小长径之和相比，目标病灶最长径之和至少增加 20%	出现一个或多个新病灶和(或)存在非目标病灶进展

注：CR. 完全缓解；PR. 部分缓解；SD. 稳定；PD. 进展。

(4)疗效评价：病灶疗效评价，见附表 3-2。

附表 3-2　病灶疗效评价

目标病灶	非目标病灶	新病灶	总体疗效评价
CR	CR	无	CR
CR	IR/SD	无	PR
PR	非 PD	无	PR
SD	非 PD	无	SD
PD	任何情况	有或无	PD
任何情况	PD	有或无	PD
任何情况	任何情况	有	PD

注：CR. 完全缓解；PR. 部分缓急；SD. 稳定；PD. 进展。

5. 疗效确认与缓解时间 ①疗效确认:CR 或 PR 患者必须在初次评价为 CR 或 PR 后 4 周重复检查以确认疗效。②总缓解期:第一次测量符合 CR 或 PR 的标准(首次记录为准)直到客观记录的疾病复发日或进展日(治疗开始后的最小测量病灶记录为疾病进展的参照)。③稳定期:治疗开始到出现疾病进展,以治疗开始时的最小测量病灶记录为参照。对 SD 患者,在进入研究的最少 6～8 周后,至少 1 次随访病灶符合 SD 标准,见附表 3-3。

附表 3-3　重要肿瘤终点指标的比较

终点指标	定义	评价	优点	缺点
OS	从随机化到因任何原因死亡的时间	需随机研究不需盲法	直接测得受益,广为接受容易检测,测量精确	需大型研究,需时较长易受交叉治疗影响得不到症状受益包括非肿瘤死亡
DFS	从随机化开始至疾病复发或由于疾病进展导致患者死亡的时间	需随机研究首选盲法	部分人认为是临床受益比生存期研究所需病例少且时间短	大部分试验中不是有效的生存期替代,非精确测量,受试者的评价存在偏倚,存在不同定义和解释
ORR	指肿瘤缩小达到一定量并且保持一定时间患者的比例	可用单组臂或随机研究比较性研究中首选盲法	可在单臂组研究中评价	非直接测得的临床受益通常反映药物在少数患者的活性,与生存期相比,数据略复杂
CR	可测量病灶完全消失	可用单组臂或随机研究,比较性研究中首选盲法	某些试验中长时间 CR 表明明显受益(见正文)可在单组臂研究中评价	很少有药物达到高 CR 率与生存期相比,数据略复杂
PFS	从随机分组开始到肿瘤进展或死亡的时间	需随机研究首选盲法推荐盲法校阅	活性由反应和稳定肿瘤测得治疗中,常在变化之前测得相对症状终点指标,数据缺失较少,相对生存期,评价较早,并可在较少的研究中进行	存在不同的定义和解释受益非直接测得不是有效的生存期替代与生存期相比非精确测得受试者存在评价偏倚需频繁的放射学研究与生存期比,数据庞杂
症状终点指标	症状体征的改善或者生活质量的改善	通常需要随机盲法研究(除非终点指标具有客观性且效果较著疗效明显)	直接测得受益	肿瘤临床试验中盲法通常难以进行的实施通常较难,数据丢失较普遍,少有仪器可以测量,与生存期比,数据庞杂

注:OS. 总生存期;DFS. 无癌病进展期;ORR. 客观缓解率;CR. 完全缓解;PFS. 无进展生存期。

6. OS、PFS、DFS 的区别 肿瘤临床研究临床试验终点(end point),比如 OS、PFS、ORR 还有 DFS、TTP、TTF……不同的终点,服务于不同的研究目的。在传统的肿瘤药物研发中,早期的临床试验目的是评价安全性及药物的生物活性,如肿瘤缩小,以影像检查或体检等肿瘤评估方法测得的 ORR。在随后的数十年中,人们逐渐认识到有效的研究,应该评价药物是否让患者得到临床获益,如生存期延长、症状改善、生活质量提高等。

临床试验终点终点可能不像血压、血细胞计数等那些经过充分验证的指标,但也可合理预测临床获益。临床试验需确证某药物的实际临床获益,才能获得国家食品药品监督管理总局的批准。简单来说,临床获益了、临床试验终点受认可了,药物才能获批。

(1)总生存(overall survival,OS):从随机化开始,至(因任何原因)死亡的时间。OS 是肿瘤临床试验中最佳的疗效终点,当患者生存期能充分评估时,它是首选终点。最大优点:记录方便,院内、院外确定患者死亡的日期基本上没有困难。如果研究结果显示生存有小幅度提高,就可认为是有意义的直接临床获益证据。缺点：大型试验随访期较长，临床试验中常常会用到 5 年生存率，即某种肿瘤经过各种综合治疗后，生存 5 年以上的患者比例。

肿瘤患者治疗后，一部分复发转移、一部分死亡，一部分生存。80% 复发转移常发生在根治术后 3 年内，10% 左右发生在 5 年内，5 年后再次复发概率很低。因此以 5 年为节点，有一定的科学性。当然，也有用 3 年生存率和 10 年生存率表示疗效的。除 OS 外，其余的终点都是要基于肿瘤测量的。

不同的肿瘤试验，肿瘤测量的精确性有较大差异，这就要求研究者充分评估获益和偏倚。药物上市申请时，如果采用基于肿瘤测量的临床试验终点作为有效性的唯一证据，那么通常应提供来自第 2 个试验得到的确凿证据。

(2)客观缓解率(objective response rate，ORR)：肿瘤体积缩小达到预先规定值并能维持最低时限要求的患者比例，为完全缓解和 PR 比例之和。缓解期通常是指从开始出现疗效直至证实出现肿瘤进展的这段时间。ORR 是一种直接衡量药物抗肿瘤活性的指标，常单臂试验中进行评价。

ORR 的缓解标准应在试验开始前的方案中提前定义，评估内容包括缓解程度、缓解持续时间及完全缓解率(没有可测量到的肿瘤)，不包括疾病稳定；肿瘤缩小是直接疗效，疾病稳定是疾病的自然进程。

(3)无进展生存期(progression-free survival，PFS)：从随机化开始到肿瘤发生(任何方面)进展或(因任何原因)死亡之间的时间，与 OS 相比，增加了"发生恶化"这一点，而"发生恶化"往往早于死亡，所以 PFS 常常短于 OS，却也能在 OS 之前被评价，因而随访时间短一些。PFS 的改善包括未恶化和未死亡，间接和直接地反映了临床获益，它取决于新治疗与现治疗的疗效/风险。

而正因为增加了"发生恶化"这一点，由于不同肿瘤进展的定义不同，不同研究在判断肿瘤进展时容易产生偏倚。因此，在临床试验设计中，肿瘤进展的标准必须要进行明确的定义，还包括 PFS 的评估、观察、分析方法，随访和影像学评价必须均衡，最好有一个由影像学专家和临床专家组成的处于盲态的独立裁定小组进行。

PFS 包括死亡，可更好地反映药物的不良反应，因此与 OS 有更好的相关性。然而，如果评估 PFS 的过程中，发现大部分患者不是死于肿瘤，而是其他疾病，这时 PFS 势必会有很大偏倚。此时就不得不说与 PFS 类似的另一个评估指标 TTP。

(4)疾病进展时间(time to progress，TTP)：从随机化开始到肿瘤发生(任何方面)进展或(进展前)死亡之间的时间。TTP 主要记录疾病恶化，不包括死亡，考虑的是肿瘤活性，因而当多数死亡事件与肿瘤无关，TTP 是一个可被接受的终点。此外，如果多重治疗存在交叉疗效，TTP 的差异不会被第 2 种治疗所掩盖。

TTP 与 PFS 一样，评估所需样本量小，随访时间短于 OS。存在的问题就是，如果受试者在恶化前就已经死亡，那么一定观察不到他的 TTP，这时记录的 TTP 是不完整的，统计学上叫做 censoring(删失)，这对于缺失数据的处理和数据的截止时间决定比较困难。此外，由于多数临床试验不是双盲设计，这就会将偏倚引入 TTP 的决策中。因患者的随访存在难度，需要确定所有部位的病变，随访时间和间隔不同，TTP 就会存在差异，而多大的差异才能决定临床意义难以确定。可见，TTP 在预测临床获益差于 PFS，存在诸多问题，而且还也需要对进展进行明确的定义和评估。

(5)无病生存期(disease-free survival，DFS)：从随机化开始至疾病复发或(因任何原因)死亡之间的时间。DFS 最常用于根治性手术或放疗后的辅助治疗的研究，目前作为是乳腺癌辅助性激素治疗、结肠癌辅助治疗及乳腺癌辅助化疗的主要审批基础。

疾病复发就需要认真的随访，但随诊记录同样比较困难，且肿瘤患者常有合并症容易干扰 DFS 的判断。当患者死于院外时，没有预先记录肿瘤进展情况，此时又往往不能尸检，无法确定复发情况。

(6)治疗失败时间(time to treatment failure，TTF) 由随机化开始至退出试验，退出原因可能是患者拒绝、疾病进展、患者死亡、不良事件等。由于不单单展现药物疗效，因而不建议用于疗效确认性试验。TTF 的本质是综合特性的指标，所以，可因为达到毒性降低的目的，而潜在影响预期疗效。

附录Ⅳ

鼻咽癌疗效评价及个体化放射治疗方案

目前，常用的肿瘤疗效评价标准为 RECIST 标准。

完全缓解(CR)：所有靶病灶消失，无新病灶出现，且肿瘤标志物正常，至少维持 4 周。

部分缓解(PR)：靶病灶最大径之和减少≥30%，至少维持 4 周。

疾病稳定(SD)：靶病灶最大径之和缩小未达 PR，或增大未达 PD。

疾病进展(PD)： 病灶最大径之和至少增加≥20%及其绝对值增加至少 5mm；或出现新病变。

中山大学肿瘤防治中心夏云飞等，提出放疗期间使用基于 CT 模拟机扫描的鼻咽癌疗效评价标准及个体化放射治疗方案。

一、基于 CT 模拟机扫描的鼻咽癌疗效评价标准

推荐放疗期间使用基于 CT 模拟机扫描的鼻咽癌疗效评价标准，均采用同体位、同固定的 CT-SIM 扫描，扫描时间为放疗前、放疗 10 次后 11 次前、放疗 20 次后 21 次前、放疗 30 次后，以及放疗结束后 3 个月，见附表 4-1。

附表 4-1　基于 CT 模拟机扫描的鼻咽癌疗效评价标准

疗效	鼻咽结构	鼻咽可测肿瘤体积	颈部淋巴结
CR	病变消失，鼻咽结构恢复正常	消失	A: 颈部淋巴结 CR 标准：
PR+	咽鼓管口、咽隐窝均基本恢复正常	缩小≥75%	1.肿大淋巴结消失
PR	咽鼓管口结构恢复正常，咽隐窝仍充填	75%>缩小>50%	2.放疗前，任何大小淋巴结残留<0.5cm
PR-	咽鼓管口、咽隐窝仍结构不清	50%>缩小>25%	3.放疗前,1.5cm 以上的淋巴结残留 <1.0cm 或长径缩小>75%
SD	鼻咽结构与放疗前基本相同	缩小<25%	B: 颈部淋巴结残留标准：
PD	病变增大		达不到上述指标者

注：可测肿瘤体积，采用横断面 CT 扫描的层数计数；CR. 完全缓解；PR. 部分缓解；SD. 疾病稳定；PD. 疾病进展。

二、基于放射治疗分型的鼻咽癌剂量个体化放疗方案

根据以上评价的结果，进一步定义了鼻咽癌患者的放射敏感性，并根据不同的敏感性设计了鼻咽癌个体化放射治疗方案，见附表 4-2。

附表 4-2　基于放射治疗分型的鼻咽癌剂量个体化放疗方案

可测肿瘤	10 次	20 次	30 次	个体化放疗方案
高敏感	CR			CTV2：40～46Gy
				CTV1：50～56Gy
				GTV：　60Gy
较敏感		CR		CTV2：46～50Gy
				CTV1：56～60Gy
				GTV：60～66Gy
中等敏感		PR+	CR	CTV2：50Gy
				CTV1：60Gy
				GTV：66～70Gy
低敏感		<PR	PR+	CTV2：50～54Gy
				CTV1：60～64Gy
				GTV：72～74Gy
抗拒		<PR	PR-	CTV2：54 Gy
				CTV1：60～64Gy
				GTV：72～78Gy
颈部淋巴结				
敏感	CR			GTVn：50～60Gy
较敏感及中等敏感		CR		GTVn：60～64Gy
不敏感		<PR	CR	GTVn：64～70Gy
抗拒		<PR	残留	GTVn：66～76Gy，局部加量

三、个体化的放射增敏方案

根据上述评价得出的敏感性，对放射抗拒的患者提出了个体化的放射增敏方案，增敏治疗的指征包括：①放疗 10 次后 11 次前，CT 疗效评价 SD 者。②放疗 20 次后 21 次前，CT 疗效评价 PR-者。③放疗 30 次后，CT 疗效评价 PR 者。④如放疗 10 次后 11 次前，CT 疗效评价 SD；而放疗 20 次后 21 次前，CT 疗效评价 PR 者，可停止增敏治疗。⑤如放疗 20 次后 21 次前，CT 疗效评价 PR-；而放疗 30 次后，CT 疗效评价 PR+者，可停止增敏治疗。

附录 V

鼻咽癌预后风险分层评分模型

TNM 分期的重要意义在于指导治疗、预测预后；但由于只包含了解剖学的信息，在综合评估患者状态，进而预测预后方面有一定局限性。因此，越来越多的研究在 TNM 分期的基础上，纳入了一些功能学指标，建立评分模型来进行预后风险分层。

如 Chang H 等，在现有 TNM 分期的基础上加入血常规的指标，建立包含：年龄（大于 50 岁—3 分），性别（男性—1 分），T 分期（T_1—1 分，T_2—2 分、T_3—3 分、T_4—4 分），N 分期（N_1—2分、N_2—4 分、N_3—6 分），治疗中贫血（有—1 分），持续性血红蛋白减少（有—1 分），中性粒细胞-淋巴细胞比值（大于 2.5—1 分），治疗中血小板水平（大于 300—2 分）（其余均为 0 分）的预后模型。

依据该模型，将患者分为 3 个预后组，分别为低危组（1～4 分）、中危组（5～11 分）和高危组（12～17 分）。

附录 VI

鼻咽癌临床路径
一、鼻咽癌临床路径标准住院流程

(一)适用对象

第一诊断为鼻咽癌(ICD-10：C11)。

(二)诊断依据

根据《临床诊疗指南：耳鼻喉头颈外科分册》(中华医学会编著，人民卫生出版社，2009 年版)。

1. 症状 涕血、鼻出血、鼻塞、耳鸣、听力减退、头痛、颈部淋巴结肿大、颅神经损害或远处转移症状。

2. 体征 鼻咽部、颈部有新生物。

3. 辅助检查 间接鼻咽镜、纤维或电子鼻咽镜、鼻咽部增强 CT 和(或)MRI、血清 VCA-IgA、EBV DNA、全身骨扫描或 PET 检查。

4. 病理学[鼻咽部和(或)颈部转移灶]明确诊断。

(三)治疗方案的选择

根据《临床治疗指南：耳鼻喉头颈外科分册》(中华医学会编著，人民卫生出版社，2009 年)、《头颈肿瘤综合治疗专家共识》(中国抗癌协会头颈肿瘤专业委员会，中国抗癌协会放射肿瘤专业委员会，中华耳鼻咽喉头颈外科杂志，2010 年)、《中国鼻咽癌诊疗指南》(中国抗癌协会鼻咽癌专业委员会，2007 年)、《2010 鼻咽癌调强放疗靶区及剂量设计指引专家共识》(中国鼻咽癌临床分期工作委员会，中华放射肿瘤学杂志，2011 年)、《2012ESMO 临床实践指南：鼻咽癌的诊断、治疗与随访》(欧洲肿瘤内科学会)。

鼻咽癌分期对预后意义重大，也是影响治疗方案选择的主要因素。目前主要采用 2008 中国鼻咽癌分期和 2010 第 7 版 UICC/AJCC 标准，以 MRI 检查作为分期依据。根据分期选择不同治疗方案的原则是放射治疗为主，辅以化学治疗和手术治疗。

1. 早期 对应鼻咽癌 I 期，单用放射治疗。

2. 中期 对应鼻咽癌 II 期，无淋巴结转移者可考虑单纯放疗；伴淋巴结转移者同步放化疗。

3. 晚期 对应鼻咽癌 III、IVA、IVB 期。多采用同步放化疗，联合辅助化疗；放疗效果欠佳者可辅助诱导化疗联合同步放化疗。

4. 出现远处转移者，采用化疗为主，放疗为辅。

5. 放疗后残留或复发局限者可考虑手术切除。

6. 复发者再次放疗或放化疗。

7. 放疗技术包括：调强放疗、适形放疗、近距离放疗及立体定向放疗；外照射放射源采用直线加速器或 ^{60}Co；近距离采用 ^{192}Ir。每周 5d，1 次/d，1.8～2Gy/次，总剂量 60～75Gy。

8. 化疗药物：同步放化疗化疗药物多选择顺铂(P)；辅助及新辅助化疗方案为顺铂 + 5-Fu(PF)、顺铂 + 紫杉醇(TP)、顺铂 + 紫杉醇 + 5-Fu(TPF)或吉西他滨 + 顺铂(GP)，每 21d 重复 1 次，4～6 个疗程。

(四)标准住院日

1. 单纯放疗和同步放化疗者≤42d。

2. 非首次化疗者≤7d。

3. 原发部位或颈部残留或复发采用手术切除者≤21d。

(五)进入路径标准

1. 第一诊断必须符合鼻咽癌疾病编码(ICD-10：C11)。

2. 当患者同时具有其他疾病诊断,但在住院期间不需要特殊处理也不影响第一诊断的临床路径流程实施时,可以进入路径。

(六)住院期间检查项目

1. 必需的检查项目 ①血、尿常规。②肝功能、肾功能、电解质、血糖、凝血功能。③感染性疾病筛查(乙肝、丙肝、梅毒、艾滋等)。④胸部 X 线片、心电图、腹部超声。⑤间接鼻咽镜、纤维或电子鼻咽镜、鼻咽部增强 CT 和(或)MRI。⑥标本送病理学检查。

2. 根据患者病情,可选择检查项目包括颅脑、胸部、腹部 CT 或 MRI,血清 VCA-IgA,EBV DNA,肺功能,输血准备,全身骨扫描或 PET 检查等。

(七)预防性抗生素选择与使用时机

按照《抗菌药物临床应用管理办法》(卫生部令〔2012〕84 号)和《抗菌药物临床应用指导原则(2015 年版)》(国卫办医发〔2015〕43 号)合理选用抗生素。

(八)需要采取手术者手术日为入院后 5d 内

1. 麻醉方式 全身麻醉。

2. 手术 见治疗方案的选择。

3. 术中用药 止血药、抗生素。

4. 输血 视术中情况而定。

5. 标本送病理检查。

(九)术后住院治疗 7～16d

1. 抗生素 按照《抗菌药物临床应用管理办法》(卫生部令〔2012〕84 号)和《抗菌药物临床应用指导原则(2015 年版)》(国卫办医发〔2015〕43 号)合理选用抗生素。

2. 鼻腔冲洗。

3. 伤口换药。

(十)出院标准

1. 一般情况良好。

2. 没有需要住院处理的并发症。

(十一)变异及原因分析

1. 治疗过程中出现并发症,需要特殊诊断治疗措施,延长住院时间。

2. 伴有影响本病治疗效果的合并症,需要采取进一步检查和诊断,延长住院时间。

二、鼻咽癌临床路径表单1(单纯手术)

适用对象：第一诊断为鼻咽癌(ICD-10：C11)；拟行原发灶或颈部残留或复发灶切除术

患者姓名：_____ 性别：_____ 年龄：_____ 门诊号：_____ 住院号：_____

住院日期：___年__月__日 出院日期：___年__月__日 标准住院日：≤21 天

时间	住院第 1 天	住院第 1~3 天 (手术准备日)	住院第 2~5 天 (手术日)
主要诊疗工作	□ 询问病史及体格检查 □ 完成病历书写 □ 上级医师查房与治疗前评估 □ 初步确定治疗方式和日期 □ 完善检查	□ 上级医师查房 □ 完成术前准备与术前评估 □ 进行术前讨论，确定手术方案 □ 完成必要的相关科室会诊 □ 签署手术知情同意书、自费用品协议书、输血同意书 □ 向患者及家属交待围手术期注意事项 □ 麻醉前评估，签署麻醉同意书	□ 手术 □ 术者完成手术记录 □ 住院医师完成术后病程 □ 上级医师查房 □ 向患者及家属交代病情及术后注意事项
重点医嘱	长期医嘱： □ 耳鼻咽喉科护理常规 □ 二级护理 □ 饮食：根据患者情况 □ 患者既往疾病基础用药 临时医嘱： □ 血常规、尿常规 □ 肝功能、肾功能、血糖、电解质、凝血功能、感染性疾病筛查(乙肝、丙肝、梅毒、艾滋等) □ 胸片、心电图、腹部超声 □ 电子鼻咽镜检查 □ 病理学检查 □ 酌情增强 CT 和(或)MRI 或超声，肺功能和输血准备	长期医嘱： □ 耳鼻咽喉科护理常规 □ 二级护理 □ 普食 □ 患者既往基础用药 临时医嘱： □ 术前医嘱：明日全身麻醉下行鼻咽部肿物切除和(或)颈部淋巴结清扫术* □ 术前禁食、禁水 □ 术前抗生素 □ 术前准备 □ 留置鼻饲管(术前或术中，激光手术除外) □ 其他特殊医嘱	长期医嘱： □ 全麻术后常规护理 □ 鼻咽部肿物切除和(或)颈部淋巴结清扫术和术后常规护理 □ 气管切开术后常规护理 □ 一级护理 □ 鼻饲饮食 □ 抗生素 □ 其他特殊医嘱 临时医嘱： □ 标本送病理检查 □ 酌情心电监护 □ 酌情吸氧 □ 其他特殊医嘱
主要护理工作	□ 介绍病房环境、设施和设备 □ 入院护理评估	□ 宣教、备皮等术前准备 □ 手术前物品准备 □ 手术前心理护理	□ 观察患者病情变化 □ 术后心理与生活护理
病情变异记录	□ 无 □ 有，原因： 1. 2.	□ 无 □ 有，原因： 1. 2.	□ 无 □ 有，原因： 1. 2.
护士签名			
医师签名			

时间	住院第 3~19 天(术后 1~18d)	住院第 7~21 天(术后 5~19d，出院日)
主要诊疗工作	□ 上级医生查房 □ 住院医生完成常规病历书写 □ 注意病情变化 □ 注意观察生命体征 □ 注意引流量，根据引流情况明确是否拔除引流管	□ 上级医生查房，进行手术及伤口评估 □ 完成出院记录、出院证明书 □ 向患者交代出院后的注意事项

续表

时间	住院第 1 天	住院第 1～3 天 （手术准备日）	住院第 2～5 天 （手术日）
重点医嘱	**长期医嘱：** □ 一/二级护理 □ 酌情停用鼻饲饮食 □ 酌情停用抗生素 □ 其他特殊医嘱 **临时医嘱：** □ 换药 □ 其他特殊医嘱	**出院医嘱：** □ 出院带药 □ 酌情肿瘤综合治疗 □ 门诊随诊	
主要护理工作	□ 观察患者情况 □ 术后心理与生活护理	□ 指导患者办理出院手续 □ 指导术后随访时间	
病情变异记录	□ 无　□ 有，原因： 1. 2.	□ 无　□ 有，原因： 1. 2.	
护士签名			
医师签名			

三、鼻咽癌临床路径表单 2（非手术）

适用对象：第一诊断为鼻咽癌（ICD-10：C11）

患者姓名：_____性别：___年龄：___门诊号：_____住院号：_____

住院日期：___年__月__日 出院日期：___年__月__日 标准住院日：≤42 天

时间	住院第 1 天	住院第 2 天
主要诊疗工作	□ 询问病史及体格检查 □ 完成病历书写 □ 开化验单 □ 病情告知，必要时向患者家属发放病重或病危通知，并签署病重或病危通知书 □ 患者家属签署输血同意书、骨髓穿刺同意书、腰椎穿刺同意书、静脉插管同意书	□ 上级医师查房 □ 完成入院检查 □ 淋巴组织活检 □ 完成必要的相关科室会诊 □ 完成上级医师查房记录等病历书写 □ 确定放疗或放化疗方案和日期
重点医嘱	**长期医嘱：** □ 耳鼻咽喉科护理常规 □ 二级护理 □ 饮食：根据患者情况 □ 患者既往疾病基础用药 **临时医嘱：** □ 血常规、尿常规 □ 病毒学检测：EB 病毒抗体 □ 肝功能、肾功能、血糖、电解质、凝血功能、感染性疾病筛查（乙肝、丙肝、梅毒、艾滋等）、VCA-IgA □ 影像学检查：酌情增强 CT 和（或）MRI 或超声，肺功能检查、输血准备（根据临床表现增加其他部位）、全身 PET 检查 □ 胸部 X 线片、心电图、腹部超声 □ 电子鼻咽镜检查 □ 病理学检查 □ 静脉插管术 □ 输血医嘱 □ 其他医嘱	**长期医嘱：** □ 患者既往基础用药 □ 二级护理 □ 抗生素（必要时） **临时医嘱：** □ 骨髓穿刺 □ 骨髓形态学、骨髓活检、免疫分型、染色体检测 □ 淋巴组织活检 □ 淋巴组织常规病理、免疫病理 □ 输血医嘱（必要时） □ 其他医嘱

续表

时间	住院第 1 天	住院第 2 天
主要 护理 工作	□ 介绍病房环境、设施和设备 □ 入院护理评估	□ 宣教(鼻咽癌知识)
病情 变异 记录	□ 无　□ 有，原因： 1. 2.	□ 无　□ 有，原因： 1. 2.
护士 签名		
医师 签名		

时间	住院第 3～10 天
主要 诊疗 工作	□ 患者家属签署放疗或放化疗知情同意书 □ 上级医师查房，制定化疗方案 □ 住院医师完成病程记录 □ 放疗±化疗 □ 重要脏器功能保护 □ 止吐
重点 医嘱	**长期医嘱：** 放疗医嘱(总剂量 60～76Gy，时间 7 周左右) □ 放疗 CT 定位 □ 常规分割：1.9～2.0Gy/次，1 次/d，每周 5d 照射。总剂量：鼻咽原发灶：(66～76)Gy/(6～7.5)周；颈淋巴结转移灶：(60～70)Gy/(6～7)周；颈淋巴结阴性及预防照射区域：(50～56)Gy/(5～5.5)周。 □ 化疗医嘱(每 21d1 个疗程，耐受性好的患者可每 14d1 个疗程；通常用 6～8 个疗程) 　　P 方案 　　PF 方案 　　TP 方案 　　TPF 方案 　　GP 方案 □ 补液治疗 □ 止吐、保肝、抗感染等医嘱 □ 其他医嘱 **临时医嘱：** □ 输血医嘱(必要时) □ 心电监护(必要时) □ 血常规 □ 血培养(高热时) □ 静脉插管维护、换药 □ 鼻腔冲洗 □ 其他医嘱
主要 护理 工作	□ 观察患者病情变化 □ 心理与生活护理 □ 化疗期间嘱患者多饮水
病情 变异 记录	□ 无　□ 有，原因： 1. 2.
护士 签名	
医师 签名	

续表

时间	住院第 11~41 天	住院第 42 天(出院日)
主要诊疗工作	□ 上级医师查房,注意病情变化 □ 住院医师完成常规病历书写 □ 复查血常规 □ 注意观察体温、血压、体重等 □ 成分输血、抗感染等支持治疗(必要时) □ 造血生长因子(必要时)	□ 上级医师查房,确定有无并发症情况,明确是否出院 □ 完成出院记录、病案首页、出院证明书等 □ 向患者交代出院后的注意事项
重点医嘱	长期医嘱: □ 洁净饮食 □ 抗感染等支持治疗 □ 其他医嘱 临时医嘱: □ 血常规、尿常规、便常规 □ 肝功能、肾功能、电解质 □ 输血医嘱(必要时) □ 影像学检查(必要时) □ 血培养(高热时) □ 病原微生物培养(必要时) □ 静脉插管维护、换药 □ 其他医嘱	出院医嘱: □ 出院带药 □ 定期门诊随访 □ 监测血常规、肝功能、肾功能、电解质
主要护理工作	□ 观察患者情况 □ 心理与生活护理 □ 化疗期间嘱患者多饮水	□ 指导患者办理出院手续
病情变异记录	□ 无 □ 有,原因: 1. 2.	□ 无 □ 有,原因: 1. 2.
护士签名		
医师签名		

附录Ⅶ

先进放疗中的关键问题

刘泰福

(复旦大学附属肿瘤医院)

这几年我国放射肿瘤学事业发展很快,放疗医生数量也明显增多,各种新设备也大量引进。在这样的情况下,如何在临床上用好这些新设备和技术成为首要问题。我想向预备做先进技术的医生提出 3 个问题:

1. 面对一个患者,您如何确定应该做根治性还是姑息性放疗?

2. 您给患者的治疗剂量多少,将来可能产生什么长期后果?

3. 您能确信您的治疗计划能全面实现吗?

第一个问题:似乎是多余的,但是随着新放疗技术的发展,出现一种给患者过度治疗的倾向。

循证医疗的资料说明，患者本人的一些特征对决定疗效比治疗方法有时更为重要。如在决定做积极的根治性治疗，高剂量放疗加化疗或低剂量姑息放疗、甚至仅是支持疗法前，先要全面评估患者的身体和病情的实际情况。

如果根据以上因素，患者只适合做姑息放疗，那么就应该选择最简单，但最有效的方法。因此，即使只有一台 ^{60}Co 治疗机，就足够解除患者的症状并延长其生命，而没有必要一定要到大医院接受昂贵的治疗。相反，假如是一个早期能进行根治放疗的患者，最好还是转到有条件、做先进放疗的医院。

第二个问题：您给患者多少剂量，将可能产生什么长期后果？

从临床上讲，放疗医生主要感兴趣的是如何在不发生严重并发症的前提下，能彻底消灭肿瘤。过去我们大多数医生都接受了 Emami 的数据作为经典的耐受剂量。但现在要从新的观点来看这些数据，因为它们是以常规放疗的经验为基础，不一定符合立体三维放疗的临床反应。Shakespeare 等，于 2002 年在重复 Emami 类似的工作时，发现大部分数据只能以内推或外推法来处理，或者只能凭个别医生的临床经验。

根据以上讨论，关键问题是用新的放射疗法时，给患者什么剂量是安全的？由于肿瘤的杀灭剂量曲线是 S 形的，中间的坡度又很陡，所以认为加大剂量一定有更好的疗效。近几年的设备进展，使这种要求不难达到，但是问题仍然是：对每一个患者个别对待的要求下，应当给什么靶区？什么剂量？

必须明确，现代的放疗技术只是常规放疗的改进，能减少周围正常组织的损伤；但还不是什么放射肿瘤学上的"突破"。用任何低 LET 射线的放疗方法，包括 3D-CRT、IMRT、IGRT、DGRT、ART，达到肿瘤的同样生物剂量，将会产生同样临床效果。

毫无疑问，适形放疗和调强放疗在物理上有很大优点：增大肿瘤剂量，减低正常组织剂量。但进行这类新技术之前，有没有想到你的常规技术是否已经到位？如果一个单位用调强放疗，将鼻咽癌的疗效提高 10%，而他的常规放疗只有 35% 的 5 年存活率，这有什么意义吗？实际上，很可能常规放疗中的加速器规格、质控、每日的摆位精度等都可能有问题，怎么能做好 IMRT 呢！

第三个问题：你认为，你的治疗计划能真正按要求实现吗？

实际上，这问题应该分为物理上的和生物上的。

物理上，精确放疗的最大问题是"地理性的漏照"（geogaphic miss）。IMRT、IGRT、DGRT、PIIRT等，只不过是想从体外在比较大的容积上，模仿近距离放疗剂量分布。但调强放疗做不到连续小剂量放射，相反是大剂量分割，这在生物学上又是不利的。所以，在开展调强放疗之前，我们应该先研究一下：如何把这些新技术安全地应用到患者身上。我们国内广大地区的大量患者，首先需要早期诊断、早期治疗。这早期治疗，如果是放疗（鼻咽癌），应该首先是有效放疗，而不一定都要精确放疗。

第一次放疗是关键，医生自己要对应用的方法有经验，医院要有条件。开展调强放疗，不只是有一台带多叶光栏的加速器就可以做了。随着技术的升级，设备和人员水平都要跟上。如果医院没有买其他辅助设备的钱，那么 MLC 只能作为活动的铅块，做常规放疗。

即使上述条件全满足了，在实施 IMRT 时，也不能忘记靶区固定的问题。IMRT 一般要照射 15~30min，患者本身可能会动，肿瘤由于呼吸或生理关系也会动。还有，假如放疗对肿瘤有效，它会缩小；与此同时，患者可能会消瘦。所以，如果要用 IMRT 治疗胸、腹部癌症，请再研究一下，有没有条件做到四维放疗。

第三个问题的第二部分是生物学方面的。我们原来很熟悉的老问题：时间、剂量和分割（TDR 在先进放疗中的情况如何？我们常用体外的细胞存活曲线来估计肿瘤的放射敏感性，但实际上还有许多临床上非常重要的因素）。以 GTV 来讲，人体肿瘤的大小和不均质性都很重要，还有细胞群的动力学所产生的非常敏感和不敏感的亚群，患者之间有差别，甚至同类肿瘤之间有差别。

综上所述，在日常的放疗工作中，往往设想与事实之间会有出入。我们非常仔细地做了一个很理想的治疗计划，复看等剂量线时就认为一定在肿瘤范围上；我们定位时，就假设实施治疗时一切会按计划进行。

所以，先进放疗能否提高疗效的关键在于计划与实施的密切吻合，即照射过程中要有不断确认各方面是否到位的措施，不要把虚的东西当成实的。

（来源：2007 年第六届全国放射肿瘤学学术年会）

彩　图

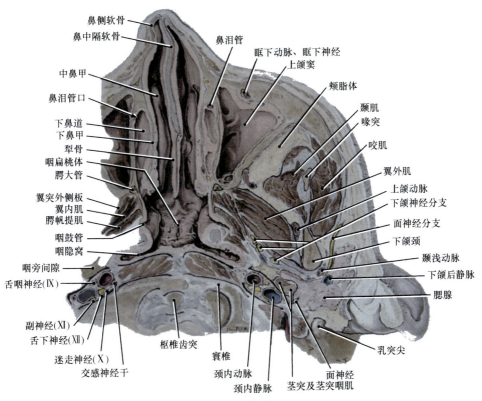

鼻侧软骨
鼻中隔软骨
鼻泪管
眶下动脉、眶下神经
上颌窦
中鼻甲
颊脂体
颞肌
鼻泪管口
喙突
下鼻道
咬肌
下鼻甲
犁骨
翼外肌
咽扁桃体
上颌动脉
腭大管
下颌神经分支
翼突外侧板
面神经分支
翼内肌
下颌颈
腭帆提肌
咽鼓管
颞浅动脉
咽隐窝
下颌后静脉
咽旁间隙
腮腺
舌咽神经(Ⅸ)
副神经(Ⅺ)
舌下神经(Ⅻ)
枢椎齿突
迷走神经(Ⅹ)
寰椎
交感神经干
颈内动脉
乳突尖
颈内静脉
面神经
茎突及茎突咽肌

彩图 1　鼻咽腔的结构

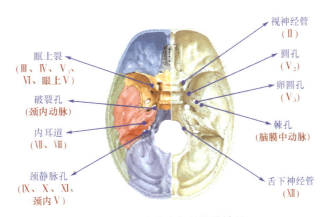

眶上裂
(Ⅲ、Ⅳ、V₁、Ⅵ、眼上 V)
视神经管(Ⅱ)
圆孔(V₂)
破裂孔(颈内动脉)
卵圆孔(V₃)
内耳道(Ⅶ、Ⅷ)
棘孔(脑膜中动脉)
颈静脉孔(Ⅸ、Ⅹ、Ⅺ、颈内 V)
舌下神经管(Ⅻ)

彩图 2　颅底孔和相关的脑神经

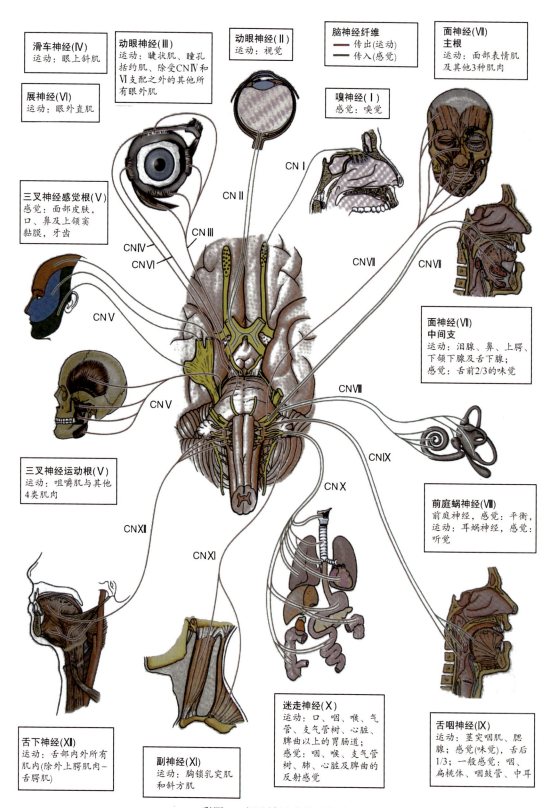

滑车神经(Ⅳ)
运动：眼上斜肌

动眼神经(Ⅲ)
运动：睫状肌、瞳孔
括约肌、除受CNⅣ和
Ⅵ支配之外的其他所
有眼外肌

动眼神经(Ⅱ)
运动：视觉

脑神经纤维
━━ 传出(运动)
━━ 传入(感觉)

面神经(Ⅶ)
主根
运动：面部表情肌
及其他3种肌肉

展神经(Ⅵ)
运动：眼外直肌

嗅神经(Ⅰ)
感觉：嗅觉

三叉神经感觉根(Ⅴ)
感觉：面部皮肤，
口、鼻及上颌窦
黏膜，牙齿

面神经(Ⅶ)
中间支
运动：泪腺、鼻、上腭、
下颌下腺及舌下腺；
感觉：舌前2/3的味觉

三叉神经运动根(Ⅴ)
运动：咀嚼肌与其他
4类肌肉

前庭蜗神经(Ⅷ)
前庭神经，感觉：平衡，
运动：耳蜗神经，感觉：
听觉

舌下神经(Ⅻ)
运动：舌部内外所有
肌内(除外上腭肌肉-
舌腭肌)

副神经(Ⅺ)
运动：胸锁乳突肌
和斜方肌

迷走神经(Ⅹ)
运动：口、咽、喉、气
管、支气管树、心脏、
脾曲以上的胃肠道；
感觉：咽、喉、支气管
树、肺、心脏及脾曲的
反射感觉

舌咽神经(Ⅸ)
运动：茎突咽肌、腮
腺；感觉(味觉)，舌后
1/3；一般感觉：咽、
扁桃体、咽鼓管、中耳

彩图 3　颅脑神经功能示意图

Rubin P，Hansen JT. 2012. TNM staging atlas with Oncoanamy，2nd ed.Philadelphia，PA：Lippincott Williams & Wilkins.

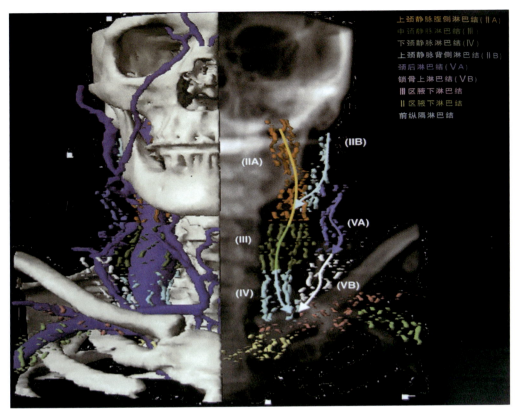

上颈静脉腹侧淋巴结(ⅡA)
中颈静脉淋巴结(Ⅲ)
下颈静脉淋巴结(Ⅳ)
上颈静脉背侧淋巴结(ⅡB)
颈后淋巴结(ⅤA)
锁骨上淋巴结(ⅤB)
Ⅲ区腋下淋巴结
Ⅱ区腋下淋巴结
前纵隔淋巴结

彩图 4　骨骼、静脉和淋巴结的冠状位重建图

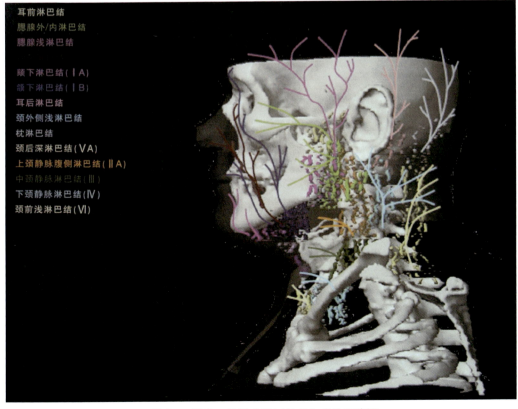

耳前淋巴结
腮腺外/内淋巴结
腮腺浅淋巴结

颌下淋巴结(ⅠA)
颌下淋巴结(ⅠB)
耳后淋巴结
颈外侧浅淋巴结
枕淋巴结
颈后深淋巴结(ⅤA)
上颈静脉腹侧淋巴结(ⅡA)
中颈静脉淋巴结(Ⅲ)
下颈静脉淋巴结(Ⅳ)
颈前浅淋巴结(Ⅵ)

彩图 5　骨骼、静脉和淋巴结的矢状位重建图

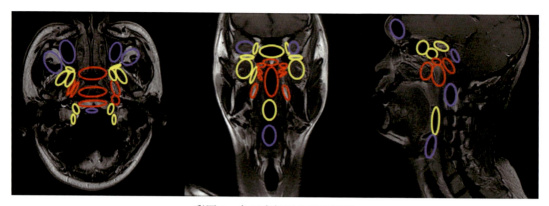

彩图 6 鼻咽癌侵犯规律示意图

红色高危区域、黄色中危区域、蓝色低危区域（**Liang SB，Sun Y，Lin LZ，et al. 2009. Int J Radiat Oncol Biol Phys，75：724-750.**）

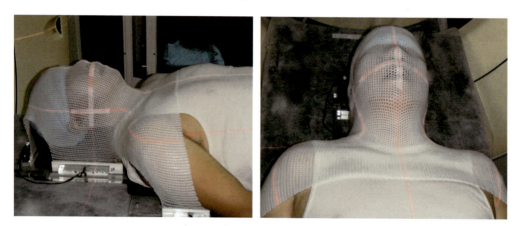

彩图 7 体位、固定、体表标记

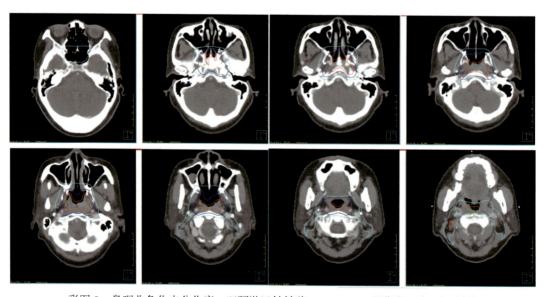

彩图 8 鼻咽非角化未分化癌，双颈淋巴结转移，cT$_2$N$_2$M$_0$，Ⅲ期靶区勾画、剂量

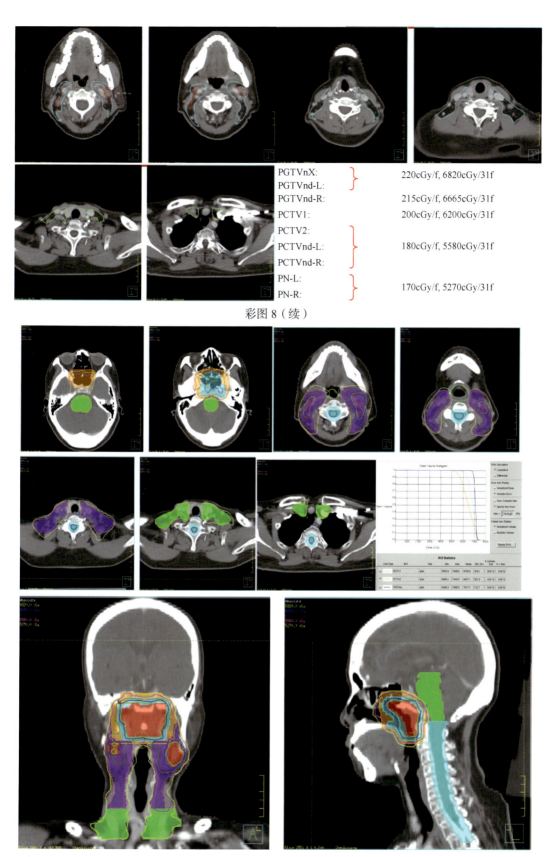

PGTVnX:
PGTVnd-L: 220cGy/f, 6820cGy/31f
PGTVnd-R: 215cGy/f, 6665cGy/31f
PCTV1:   200cGy/f, 6200cGy/31f
PCTV2:
PCTVnd-L: 180cGy/f, 5580cGy/31f
PCTVnd-R:
PN-L: 170cGy/f, 5270cGy/31f
PN-R:

彩图 8（续）

彩图 9　鼻咽非角化未分化癌，双颈淋巴结转移，$cT_2N_2M_0$ IMRT 6MV-X 线等剂量曲线分布、计划评估

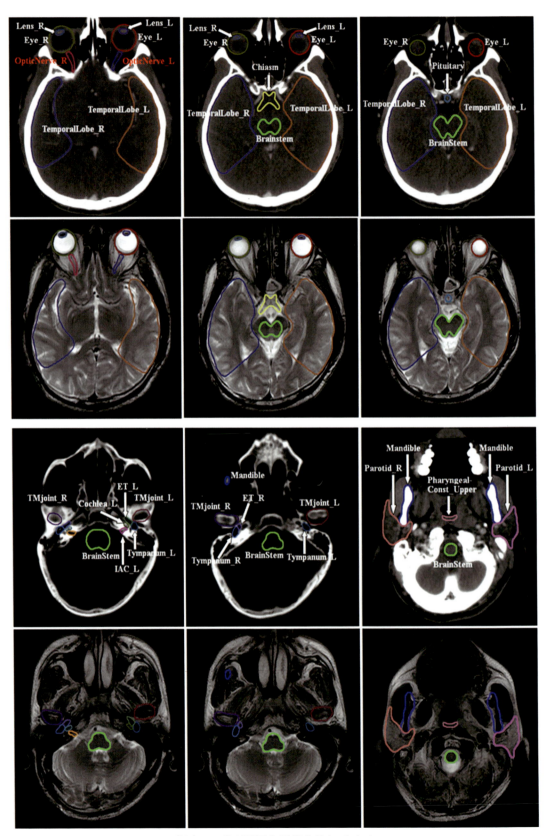

彩图 10　鼻咽周围危及器官的勾画（1）

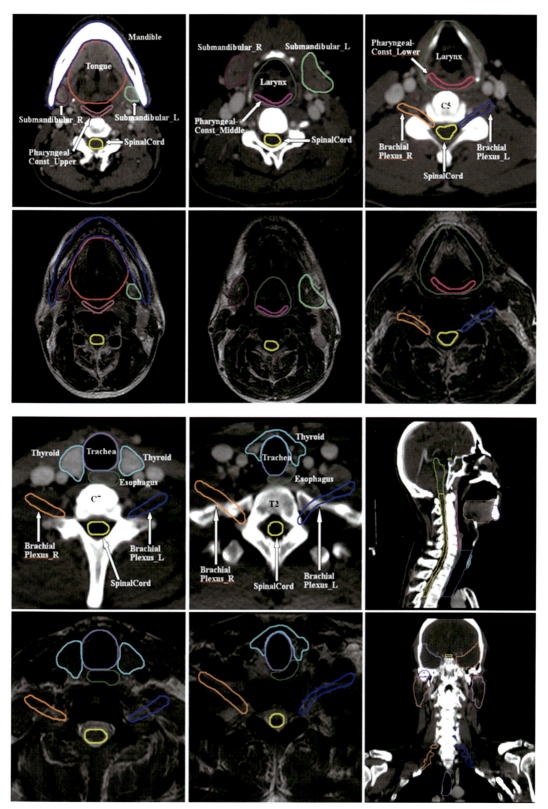

彩图 11　鼻咽周围危及器官的勾画（2）

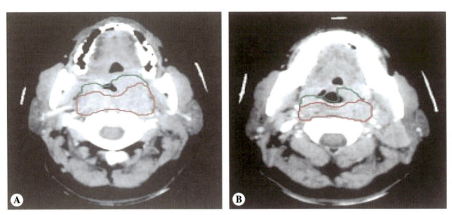

彩图 12　鼻咽肿瘤体积在放疗前、放疗第 3 周的变化情况

注：肿瘤靶区：绿线为放疗前，红线为放疗第三周，注意疗前肿瘤与软腭的关系

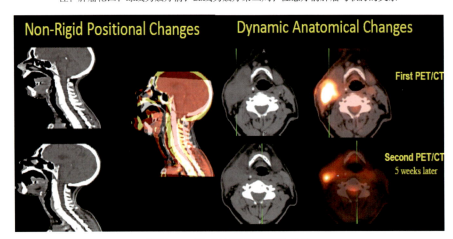

彩图 13　肿瘤体积在期间的变化

注：Ping Xia，Ph.D.Cleveland Clinic，Cleveland

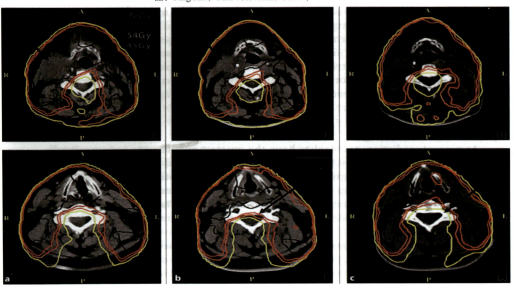

彩图 14　治疗过程患者体重和肿瘤变化对剂量分布的影响

IMRT treatment isodoses for a T4N2c base of tongue cancer in a 54-year-old male. Toprow：level of hyoid bone；bottom row：lower neck. a CT 1：initial plan，before therapy. b CT 2：same plan shown on repeat CT scan after 21 fractions；tumor has regressed（black arrow）and patient has lost 5% of his body weight. Note that spinal cord dose has become unacceptable（blue arrow）. c CT 2：reoptimized plan.